小大夫抄方日记

——万文蓉教授针药结合临证思辨带教实录

陆万其 题

万文蓉 编著

中国中医药出版社

·北京·

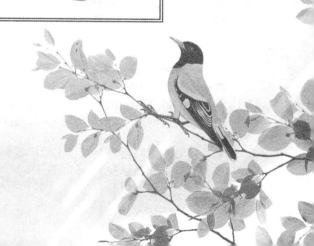

图书在版编目（CIP）数据

小大夫抄方日记：万文蓉教授针药结合临证思辨带教实录 / 万文蓉编著 . —北京：中国中医药出版社，2019.10

ISBN 978 - 7 - 5132 - 5642 - 1

Ⅰ . ①小… Ⅱ . ①万… Ⅲ . ①针灸疗法—临床应用—经验—中国—现代 ②中药疗法 Ⅳ . ① R246 ② R243

中国版本图书馆 CIP 数据核字（2019）第 145636 号

中国中医药出版社出版

北京经济技术开发区科创十三街 31 号院二区 8 号楼

邮政编码 100176

传真 010-64405750

三河市同力彩印有限公司印刷

各地新华书店经销

开本 880×1230 1/32 印张 10.5 字数 228 千字

2019 年 10 月第 1 版 2019 年 10 月第 1 次印刷

书号 ISBN 978 - 7 - 5132 - 5642 - 1

定价 48.00 元

网址 www.cptcm.com

社 长 热 线 010-64405720

购 书 热 线 010-89535836

维 权 打 假 010-64405753

微信服务号 zgzyycbs

微商城网址 https://kdt.im/LIdUGr

官 方 微 博 http://e.weibo.com/cptcm

天猫旗舰店网址 https://zgzyycbs.tmall.com

如有印装质量问题请与本社出版部联系（010-64405510）

勤求博採

大醫精誠

蘇文蒹教授惠存盂正

孫光榮書
二〇一〇年十月二十二日
於南陽醫聖祠

国医大师孙光荣教授题词

序

　　《素问·金匮真言论》曰:"非其人勿教,非其真勿授。"自古医道乃"至精至微之事",习医之人必须"博极医源,精勤不倦"。唐代医家孙思邈说:"读方三年,便谓天下无病可治;及治病三年,方知天下无方可用。"可见临床往往有成方而无成病,故习医之人在成长的历练中,简单地弄懂"是什么"恐怕还不能解决临床复杂的问题,只有知道了"为什么",才有可能知常达变,应对自如。但是"为什么"仅仅靠个人的冥思苦想、埋头苦读是远远不够的,还需要老师的开导、引导、疏导,正所胃"古之学者必有师。师者,所以传道授业解惑也"。所以最好的老师是开启学生智慧之窗的引路人。

　　《小大夫抄方日记——万文蓉教授针药结合临证思辨带教实录》是万文蓉教授临证教学案例和同学们跟诊的心得体会,其中有老师教学的思想,更有学生实践的感悟,这种教与学相融的场景,读起来令人倍感亲切！对于初学者来说是一本走进临床的学习导读，而对于中医药工作者而言也是一本难得的参考书。

万文蓉教授是福建中医药大学附属厦门中医院的主任医师、硕士研究生导师，她不仅是一位优秀的中医医生，也是一位优秀的中医老师，在教学实践中坚持以身立教、授人以渔为原则，善于将中医临床教与学的思辨过程传授给学生，为中医临床教学提供了一种尝试和示范！

开卷有益！在新书付梓之际，有感于万文蓉教授对临床、教学的执着和成就，谨书数言，以资祝贺！是为序！

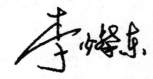

福建中医药大学校长

中华中医药学会中医诊断学分会主任委员

2019 年 5 月 28 日

前　言

　　回顾三十余年的从医历程，我是幸运的。

　　幸运的家庭引导让我跨进了中医学的门槛，8年的学习虽只窥测到中医学的冰山一角，但毕竟开启了一扇窗；幸运一路上遇到的贵人，在国医大师朱良春、干祖望、洪广祥、王琦、孙光荣、熊继柏等恩师的引领下，中医学的根深植在心；幸运赶上了"学经典、做临床、跟名师"的大好形势，重温经典的魅力、聆听大师的精彩授课实在是韵味无穷！真正体会到中医学的学与行是一种不一样的人生修行，快乐自己亦快乐别人，有什么比这更有价值呢！

　　当我成为老师的时候，没有忘记在大师们身边目睹的中医治疗奇迹，没有忘记站在巨人肩膀上的良多获益，既有宝藏中拾趣的惊喜，又有诗与远方的广阔。正是传承的力量，让中医学历经千年而不衰，让中医文化的土壤更加肥沃。

　　不经临床不可能见多识广，不拂浮躁不可能提炼真知，这是中医人必经的一条路，这也是锤炼铁杆中医的一条路，前辈们走过，我与学生们正在一起走。一天天，一年年，时间在流淌，但我们的内心却日益充实着，我们共同追求知其然而知其所以然的境界，共同品尝温故而知新的快意，共同体味风雨之后是彩虹的喜悦，这就是我完成这本书的初衷！本书收录了近年来我的研究生、师承生和本科实习生等各层次学生日常跟师实践过程中整理的临床真实病例，涉及呼吸、循环、消化、泌尿、神经、骨骼肌肉等各系统及妇科、皮肤科、五官科及治未病等各科疾病，记录了我针药结合诊治疾病的临证思考和感悟，为中医临床带教的实录之作。

　　本书即将付梓之际，感谢陈可冀院士题写书名！感谢国医大师孙光荣教授题词鼓励！感谢福建中医药大学校长李灿东教授为本书作序！感谢中国中医药出版社及策划编辑王利广主任的支持与厚爱！

万文蓉

2019 年 6 月 16 日

目 录

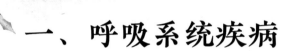

一、呼吸系统疾病

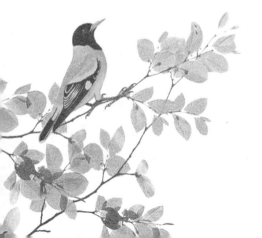

1. 治病求本鼻炎愈

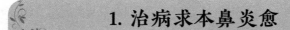

施雨　2016 年 9 月 27 日　星期二　多云

在生活中，我们身边总有一些人被过敏性鼻炎所困扰。受气候、空气质量等外界环境的影响，过敏性鼻炎发病率越来越高。虽然它不是一种严重的疾病，但影响了人们的日常生活、学习及工作效率，还可能诱发支气管哮喘等其他呼吸系统疾病。

2016 年 9 月 8 日周四，门诊来了一位身形瘦小的男生，虽然只有 22 岁，但他面色稍黄，语声低微，完全没有年轻男孩子的阳光和朝气。在待诊期间，还听他喷嚏连连。自诉过敏性鼻炎病史已经 10 年了，每至夏季一开空调，症状便加重，在空调房中待上不过几分钟，就忍不住鼻痒、鼻塞、打喷嚏，涕稀如水，难受得不知如何是好。之前看了很多医生，内服、外用各种药物，不见好转。平时易出汗，动则尤甚，冬季手脚不温，大便偏软，日行 1 次。视其舌淡暗、边齿痕、中有裂纹，苔薄腻，诊其脉沉细。

"中医怎样治疗过敏性鼻炎？"老师问，"关键是要弄清它的病因病机是什么？"我们认真地听着。

老师说："中医学认为，鼻为肺之窍，是呼吸出入的门户；肾络通于肺，为诸阳之根；鼻又居中央，属脾土。所以过敏性鼻炎虽病在局部，却与脏腑关系密切；虽病位属肺，但与脾肾相关，这就是中医所说的'有诸内必形诸外'。"

只见老师处以7剂的温阳护卫汤化裁，药用：黄芪30g，炒白术30g，防风10g，仙茅10g，淫羊藿10g，乌梅10g，干地龙10g，蝉衣5g，苍耳子10g，辛夷5g。14剂，每日1剂，每日2次温服。并告诫患者安卧早睡，注意保暖，积极锻炼，饮食清淡、忌生冷油腻。

温阳护卫汤是国医大师、中医呼吸病专家洪广祥教授用于治疗慢性肺系疾病的常用方，老师继承了洪广祥教授的学术思想和临床经验，善用其诊治慢性呼吸系统疾病。

2周后，患者来复诊，精神面貌与之前完全不同，他开心地说："主任，我服药2周，现鼻涕明显减少，鼻塞基本改善了，鼻痒、打喷嚏都有很大的好转，汗出也较前减少，人也没有那么难受了。"听其语声有力，视其舌淡暗、边齿痕、中裂纹，触其脉细。

老师效不更方，在原方基础上加活血养血之品。并告诉患者必须要有耐心，需要坚持治疗一段时间。这就是老师常常说的，任何慢性病的治疗都必须有一个从量变到质变的过程。正如方向对了，不管路有多远，只要坚持走下去，总能完成目标。

看来温阳护卫汤的效果真不错！以方测证，标本兼顾，可见老师辨其为虚实夹杂证。临床跟师过程中，发现老师每用必验。那么它的治疗机理在哪呢？

过敏性鼻炎是以鼻痒、鼻塞、流涕、打喷嚏为主症的一种疾病，具有反复发作、缠绵难愈的特点，这与过敏性鼻炎患者气虚阳微、免疫功能低下有关。临床观察，患者对气候变化及环境改变非常敏感，究其原因与其体质和"久病必虚"有关。正如《医学发明》谓："皮毛之元阳本虚弱，更以冬月助其令，故病者善嚏、鼻流清涕。"当今生活条件改善了，夏季空调普遍，年轻人贪凉喜冷，久居室内，如《灵枢·邪气脏腑病形》所言"形寒饮冷则伤肺"，所以过敏性鼻炎在夏季亦发作，当然秋冬季或季节交替之时也是其最常发作的时节。老师根据过敏性鼻炎的内外病因，结合体质特点，辨证为气阳不足、肺之功能失调所致，故立温阳护卫固其本、宣肺降气治其标之治法。

何谓"温阳护卫"呢？老师说，顾名思义就是温补阳气、固护卫气。《素问·生气通天论》云："阳气者，若天与日，失其所则折寿而不彰。"古人将人体的阳气比作天上的太阳，可见阳气对人体是何等的重要！所以中医学有"阳虚则寒"之说。临床观察，过敏性鼻炎患者大多有平素怕冷、四肢不温等症状，所以老师针刺时喜用背部的腧穴"阳三针"（大椎穴和双侧风池穴）。

"卫者，护卫也"，卫气好比人体体表的"国防部队"，起到保驾护航的作用。当卫气不足的时候，人体免疫力下降，容易受外寒之邪侵袭，所以稍有风吹草动，患者便容易感冒，稍有受凉便喷嚏频频不断。正所谓"邪之所凑，其气必虚"，所以固护体表是保护人体的重要措施。

然而肺与卫气关系密切，肺主皮毛，一方面，肺气宣发、宣散卫气于皮毛，充分发挥卫气滋养、润泽皮肤，防御外邪侵袭的作用。另一方面，皮毛依赖于卫气和津液的温养润泽，具有防御外邪、调节津液代谢等作用。所以肺气虚则卫气不固，卫气不足亦肺失宣降，正如《灵枢·本神》所言"肺气虚则鼻塞不利"，所以护卫不离调肺。肺为气之主，肾为气之根，肾气内守，肺气充足，则鼻窍通利，可见温肾益肺对过敏性鼻炎具有标本兼顾的治疗作用，因此温阳护卫法体现了中医学"治病必求其本"的思路。

综上，温阳护卫法确实契合过敏性鼻炎的病机，所以临床上老师不论是选方用药，还是配方选穴都遵循温阳护卫法的原则。

老师点评

过敏性鼻炎不仅是常见病、多发病，而且还是难缠的慢性疾病。中医学认为"久病必虚"，但是临床面对的过敏性鼻炎患者大多以"标实"为主，以鼻痒、打喷嚏、流涕、鼻塞等为主症而就诊，因此如何把握"虚""实"之间的关系很重要。只有拿捏到位了，才能以中医学整体的思路，发挥辨证论治的优势，达到扶正固本、标本兼顾的目的。过敏性鼻炎虽病位在肺，因肺开窍于鼻，鼻乃肺之门户，但以阳虚体质多见，《灵枢·邪气脏腑病形》云："形寒饮冷则伤肺。"中医学又有"风为百病之长"，故风寒之邪是其诱因。可见内有阳虚，外有风寒，内外相夹而成病，因此过敏性鼻炎以温阳为本、兼以祛风散寒是其治疗思路。当然，患者平素注意避风防寒、忌生冷饮食等也很重要。

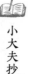

2. 针刺辨治过敏性鼻炎

陈沁鋆　2017 年 9 月 12 日　星期二　晴

　　过敏性鼻炎又称作变异性鼻炎，是以鼻痒、喷嚏、流清涕、鼻塞为主要症状的一种常见病、多发病。随着气候、环境的变化及人们生活方式的改变，发病率越来越高。现代医学认为，本病是由于机体免疫功能失调或低下对气候变化及环境改变的异常敏感性所致。

　　过敏性鼻炎早在《黄帝内经》中就已有记载，《素问》称之为"鼽嚏"，古代文献有"鼽者，鼻出清涕也"，"嚏，鼻中痒而气喷作于声也"等记载。当今夏季空调普遍，年轻人贪凉喜冷，久居室内，且肆食冰冷之品，所以无论冬季还是夏季，过敏性鼻炎亦发作普遍。正如《医学发明》所说："皮毛之元阳本虚弱，更以冬月助其令，故病者善嚏、鼻流清涕。"

　　2017 年 9 月 8 日，一位中年女性匆匆走进诊室，闻其说话满口鼻音，不停地擤鼻涕、揉鼻子。其说道："主任，我以为过敏性鼻炎好了，因为好长一段时间没发作了，所以没来找您。这两天可能是吹空调着凉，鼻炎又犯了，好难受呀，麻烦您帮我针灸一下。"经询问病史了解到，患者过敏性鼻炎病史数年余，晨起易打喷嚏，鼻塞严重，流大量清涕，失嗅。进出空调房间或受异味刺激亦会发作，平素畏寒恶风、易出汗、纳寐可、大便偶不成形，视其舌淡红、苔薄白、边有齿痕，脉沉细。

不知老师会如何组方配穴呢？

只见老师依次针刺的腧穴是阳三针、左合谷、右足三里、右太溪及迎香。留针 30 分钟后，患者即诉其鼻塞症状明显缓解，可以闻到气味了。

老师说，过敏性鼻炎患者普遍气虚阳微，抗病能力低下，故本病具有反复发作、缠绵难愈的特点。老师对患者说："病来如山倒，病去如抽丝，一定要坚持治疗，万万不可三天打鱼，两天晒网。"

我真没想到患者针后的效果立竿见影，难怪患者笃信针灸的疗效。那么老师处方的机理又是什么呢？

其一，气虚阳微，肺卫不固是其病机。患者过敏性鼻炎病史较长，病久及肾，《灵枢·本输》曰："少阴属肾，肾上连肺，故将两脏。"一旦肾阳虚衰，不能温煦肺阳，则卫阳空疏，屏障失固。中医学认为"正气存内，邪不可干"，外邪尤其是风寒之邪易乘虚而入，诱发过敏性鼻炎。

《素问·生气通天论》曰："阳气者，若天与日，失其所，则折寿而不彰。""凡阴阳之要，阳密乃固。"体现了阳气对人体的重要性。患者平素畏寒恶风、易出汗、脉沉细，正是阳气不足的表现。故老师取其背部腧穴"阳三针"，正如《素问·金匮真言论》曰："病在肺，俞在肩背。"此乃阴病治阳之法。其中大椎为督脉之穴，督脉总督诸阳，为阳脉之海，主温煦，故可祛风散寒；风池为少阳经穴，刺之可以风治风，重在温阳散气。值得一提的是，风池穴的针刺方向应朝向鼻尖，取其针向病所之意。

其二，脾肾阳虚是其病之本。鼻为肺之窍，是呼吸出入的门户，而鼻又位居中央，当属脾土，脾为生气之源，肺为气之枢，鼻为肺之窍，鼻之健旺有赖于脾气之滋养。肾络通于肺，为诸阳之根。又《素问·宣明五气》曰："五气所病……肾为欠为嚏。"肺气充实有赖于脾气的输布，肾气的温养。脾肾阳虚，摄纳无权，气不归元，耗散于上，则喷嚏频发，清涕连连，症状更加严重。取手足阳明经之左合谷、右足三里，上下原合相配以旺脾土；太溪穴乃肾经之原穴，为肾之原气贮藏与留止之处，取其右乃阴中求阳、阴阳双补，温肾阳以纳肾水之意，专治因肾阳虚不能温化水湿，寒水上泛而致鼻流清涕不止之症，同时也契合"久病入络，久病及肾"之意。

其三，位于鼻旁之迎香穴，当嗅觉之冲，可知香臭，故名。其属手阳明大肠经，为手、足阳明之会，手阳明之脉上夹鼻孔，足阳明之脉起于鼻、交頞中，两脉相接于本穴，正当鼻部，与诸穴远近相配，乃治鼻病之要穴。

可见，过敏性鼻炎虽病在局部，但关乎五脏，治之应视其标本缓急，全方位考虑，才能胜之在握。

老师点评

内病外治是充分体现中医学整体观念的特色治疗方法，古代医家积累了宝贵的临床经验。过敏性鼻炎虽以局部症状为主，但实质上与人的体质及五脏六腑的功能密切相关。临床在中医学思维的指导下，秉承理、法、方、穴、术一脉相承的理念，坚持标本兼治才是长远之计。

3. 从痰湿论治鼻后滴漏综合征

侯海平　2017 年 11 月 2 日　星期四　晴

　　今日门诊，一位面带笑容的中年女患者走进诊室对老师说："主任，上次针灸后感觉舒服很多，鼻咽部的痰明显减少，夜间也不会流到喉咙里了，睡眠好多了。"这位患者上周就诊时的痛苦表情我们还印象深刻，当时她说，鼻涕倒流的难受程度无以言表，尤其是夜间需要不断排出浓痰，否则难以入睡。记得老师告诉过我们，这是鼻后滴漏综合征。患者自诉有慢性鼻窦炎的病史十余年，每至秋冬季及天气变化时症状尤甚，此次缘于着凉感冒后诱发，诊其舌苔白腻，脉滑。

　　什么是鼻后滴漏综合征呢？是指因鼻腔、鼻窦的变态反应性或非变态反应性炎症分泌物向后流入鼻咽部，从而引起以慢性咳嗽、咽痒、咽部异物感、发堵感及咽部黏痰附着感等一系列症状为主要特点的临床症候群。

　　老师在处方用药之后，仍然按照上次针刺处方治疗，即依次针右少商、左足三里、左太溪、右间使、左支沟、左太冲。并告诉患者必须坚持治疗，至少每周 2 次。

　　3 个月后，患者自诉症状基本消失了，精神清爽。

　　效果如此显著，那老师的处方机理是什么呢？

　　老师说，首先要明白本病的发病机理。鼻后滴漏综合征属中医学"鼻渊"的范畴。本病的发生常与外邪侵袭、胆腑

一、呼吸系统疾病

郁热、脾胃湿热等因素有关。如《素问·气厥论》曰："胆移热于脑，则辛頞鼻渊。鼻渊者，浊涕下不止也。"可见本病虽病位在鼻，但应考虑与其他脏腑的相关性，所以治疗宜全面兼顾。

二是综合舌脉，辨为痰湿阻窍证。根据脏腑特性，痰湿与肺、脾、肾关系密切，治宜宣上、畅中、渗下之法，故取右少商、左足三里、左太溪。鼻为肺之窍，是呼吸出入之门户，外邪侵袭首先犯肺，肺为贮痰之器，针少商取其宣发肺气之功，选右侧乃"左肝右肺"之意；而鼻又居中央，足阳明胃经起于鼻，当属脾土，脾为生痰之源，故取足三里健脾和胃；《灵枢·本输》曰"少阴属肾，肾上连肺，故将两脏"，且"肾乃水脏"，原穴太溪应肾，取其左温补肾阳以助水湿渗下之力。

三是鼻渊日久入络，"血不利则为水"，故取手厥阴心包经之间使穴，其属十三鬼穴之一，心包主血脉属火。如金代刘完素《河间六书》云："凡痰涎涕唾稠浊者，火热极甚，销铄致之然也。"故既可活血利水，又可降心火以泻胆火，此乃"实则泻其子"之意。配手少阳三焦经之支沟穴，以疏通水道，给水湿以去路。两穴左右阴阳相配共奏活血化瘀、行水化痰之功。

四是"治痰治瘀以治气为先"。故取足厥阴经太冲穴，其乃肝经之原穴，肝主疏泄，取其左乃"左肝右肺"更有利于理气、行气之功。

另外，痰湿之邪本就缠绵难愈，医者的坚持和患者的配合很重要。

听取老师的讲解后，深受启发，受益匪浅。正如老师强调，临床治疗必须在中医学理论的指导下，才真正体现中医学思维。

老师点评

《黄帝内经》云："视其外应，以知其内藏，则知病所矣。"痰湿之邪虽由脾所生，但却贮于肺，鼻为肺之窍，故鼻亦为之器。治之必使其有出路，邪去才正安。

4. 妙用千鸡汤治急性化脓性扁桃体炎

温玲　2016 年 10 月 27 日　星期四　晴

《小儿药证直诀》指出："小儿五脏六腑，成而未全……全而未壮。"又有《诸病源候论》言"小儿脏腑之气软弱易虚"。可见历代医家认为，五脏六腑形气未充是小儿的生理特点，由此也发现了小儿易受外邪侵扰而发病的规律。

记得 2016 年 10 月 22 日的早晨，门诊来了一位满面愁容的妈妈，带着 5 岁女儿，一眼看去孩子身体瘦小，面色萎黄，精神倦怠，完全缺少同龄孩子身上的活泼朝气。妈妈说，女儿反复高热 5 天，体温白天稍低，夜间一般在 39℃以上。5天前女儿开始出现咽喉痛，当天晚上即发热，体温达 39.2℃，期间在某大医院诊断为急性化脓性扁桃体炎，予静滴抗生素 1天，口服消炎药 3 天，但是体温始终不降，孩子的咽痛不仅无好转，反而加重，出现口唇红肿，整天喊着喉咙很痛，吞咽困难，只能稍进流质食物，口干思饮，鼻塞、流黄绿色黏涕，近5天大便未解，平素就有大便干结、排便不畅症状。观其咽部扁桃体肿大明显，并可见白色脓点，咽后壁充血明显，查其舌质红、苔黄中根部厚腻，诊其脉象细滑数。测体温38.3℃。

跟诊发现，凡发热属寒邪犯肺者，老师喜用麻杏石甘汤、宣肺煎经验方等辛温散表之剂，每每取得满意效果，那么此案呢？

只见老师处方：千根癀20g，鸡骨癀10g，桔梗6g，甘草6g，牛蒡子10g，路路通10g，玄参15g，丹皮10g。4剂，第一天煎2剂，第二天开始按常规每日1剂，分少量多次温服，共服3天。因中药房缺鸡骨癀，老师用双面针10g替代。并交代服中药期间停服其他药。

"这是什么方？好像从来没有见过。"老师似乎看出了我的心思，说道："这叫千鸡汤，是我们医院一位名老中医的经验方，有清热利咽开窍之功，常用于治疗急性咽喉炎、扁桃体炎。"老师接着说，"大家记得温病学有一句话'温邪上受，首先犯肺'，感受温邪，邪热犯肺，正邪交争则发热；咽喉居上，乃肺之门户，首当其冲受邪侵袭，邪热壅遏，气血不通则咽喉肿痛；肺开窍于鼻，肺与大肠相表里，如鼻塞、流浓涕、大便不通及舌脉等均由热毒犯肺所致，这就是用千鸡汤的依据。"

3天后复诊，只见孩子完全变了一副样子，活泼许多，妈妈的脸上露出了灿烂的笑容，高兴地说："太感谢主任了，今天女儿烧已退了，体温正常，精神好多了。"停了一会儿，她又说，"其实服药当天高热还没降下来，精神状态也不好，看上去昏昏欲睡，但又睡不安稳，翻来翻去，一直喊喉咙痛，当时有些急了，但还是坚持服药，一点一点地喂，第二天开始出汗了，体温逐渐降下来了，晚上没有超过38.5℃，第三天体温维持37℃左右，口唇也不红了，大便也通畅了，整个人的精神状态明显改善了很多，没想到中药退热效果这么好。"

刻下：咽喉微痛、咽痒偶咳，鼻塞，流黄黏涕，口气重，口干思饮，夜间睡眠打呼噜，饮食欠佳。查其咽部扁桃体已明显消肿、未见脓点，咽后壁充血减轻，舌红，苔薄白，脉细。此诊，老师认为肺热已除，但表邪仍在，改以4剂三拗汤加味以辛温发散扫其尾，每日1剂，可分3～4次饭后温服。

窃思此案，深有感触。

一是中医中药治疗急症的魅力不容小觑。日常生活中大多数人认为"西医治急性病，中医治慢性病"，只有慢性病才找中医调理。其实中医治疗急性病自古有之，先辈们积累了丰富的经验。临床只要辨证准确，中医一样能起到立竿见影的效果。

二是服药方法注重个性化。我们发现，凡外感发热案，老师每次都要求患者第1天煎2剂分多次温服。开始不理解，为什么？心想剂量是否会过大呢？尤其是小儿。老师说，看看张仲景《伤寒论》治外感病的中药服法就不会觉得奇怪了，何况清代医家吴鞠通说过"治外感如将，治内伤如相"。

三是因势利导，使邪有出路。外感病以发汗解表为主，清代医家程国彭《医学心悟》论八法时谓"汗者，散也"。汗法多取辛味药为长，正如《素问·脏气法时论》曰："辛以润之，开腠理，致津液，通气也。"又《黄帝内经》曰："肺合大肠，大肠者，传道之府。"肺主皮毛，所以大便畅通与否关乎皮毛之开阖，因此外感病的治疗宜汗解，宜大便通，使邪得出路则退，退则正气复，病自愈。

> **老师点评**
>
> 　　发热是临床常见的症状之一，中医学有外感发热与内伤发热之分。小儿急性化脓性扁桃体炎之发热属外感所致，因小儿为稚阴稚阳之体，病情变化多端，及时清热治标为其首务。老祖宗治疗发热积累了丰富的经验，后世医家多有继承，千鸡汤乃名老中医验之于临床的有效处方，只要辨证准确，无不效验。

5. 麻杏石甘汤治小儿发热不退

卢慧蓉　2017年7月27日　星期四　晴

　　外感发热是内科常见病、多发病。临床以发热为主症的上呼吸道感染、急性气管炎、肺炎等均属外感发热的范畴。西医以物理降温、抗感染、激素等治疗为主。对于治疗后仍高热不退者，由于抗生素的反复使用，导致机体产生严重的耐药性，免疫力下降，最终形成恶性循环。而中医学辨证论治有较大的灵活性和优越性，临床上老师常运用麻杏石甘汤治小儿发热不退屡获佳效。

记得 7 月 4 日周二门诊，来了一位愁容满面的年轻妈妈，抱着一位 3 岁的小男孩，看上去孩子精神倦怠，甚是可怜。妈妈说孩子反复发热 8 天了，体温最高至 39.2℃，查血常规提示白细胞计数偏高，西医诊断为上呼吸道感染。经服退热剂、抗生素等治疗 3 天后高热消退，但停药后病情反复，高热又起。刻下：发热，口腔溃疡，喉中痰鸣，打喷嚏，流黄绿色鼻涕，鼻塞鼻痒，纳、寐均差，大便呈蛋花状、夹泡沫，日 3 行。查体温 38℃，咽后壁充血明显；舌红、有裂纹、苔黄腻，指至气关。

只见老师处方：麻黄 10g，杏仁 10g，生石膏 30g，炙甘草 6g，茯苓 10g，陈皮 10g，法半夏 10g，路路通 10g。5剂，第 1 天服 2 剂，3 小时服 1 次，少量多次温服，如第 2天体温正常后，按 1 天服 1 剂的常规法。并告知家长孩子宜清淡饮食、多喝温水、多休息，避免重感。

7 月 11 日复诊，小男孩神态活泼，满脸调皮，还挂着灿烂的笑容，着实可爱。妈妈笑吟吟地说："第一天服药过程中，体温逐渐下降，到第二天上午体温恢复正常，现 5 剂中药全部吃完，口腔溃疡已经好了，纳食有增加，睡眠较安。"刻下：仅鼻痒打喷嚏，流清涕，晨起为甚。查：体温正常，咽喉壁充血明显改善，舌红苔薄白，指至气关。此诊老师处以桂枝汤加味调和营卫、祛风解表以散余邪，并嘱其注意饮食起居。

综观此案，颇得体会。

第一，小儿脏腑娇嫩，形气未充，对疾病的抵抗力往往不足，易受外感六淫的侵袭。现正值酷暑之季，为躲避炎炎夏日，小儿久待空调房内，机体不耐风寒邪气所侵。早在《素问·热论》中便提到："今夫热病者，皆伤寒之类也。"由此可见，寒邪便是导致外感的重要因素。由于风寒之邪郁于表，使肺热之邪不能外泄，故表现为一派热象，实其热为象、其因为寒，此热乃外寒郁遏而成，临床俗称"寒包火"。

因皮毛受邪，正气奋起抗邪，正邪交争，阳气郁遏，故见发热；经治不彻底，邪气留伏，余热未尽，故见发热反复不退；外感风寒束表，肺气不宣，则鼻塞鼻痒、打喷嚏、咳嗽；肺失肃降，治节无权，津液聚而为痰，痰热互结，则喉中痰鸣、流黄绿色鼻涕；小儿为纯阳之体，热邪燔灼，火性上炎则口腔溃疡；痰热扰动心神致寐差；正气抗邪在外，里气升降失调，导致胃不受纳而食欲不振；舌红、有裂纹、苔黄腻乃痰热内郁之证。

第二，麻杏石甘汤是张仲景《伤寒论》治疗外寒内热的名方，历代医家验证其有肯定的临床疗效。现代药理研究表明，麻杏石甘汤有明显的解热、抗炎、镇咳、平喘、抗病毒作用。方中麻黄为君药，辛温解表又宣肺发表，此火郁发之之意；《医学衷中参西录》云："用生石膏以退外感之实热，诚为有一无二之良药。"石膏为臣以清热，用三倍于麻黄使宣肺而不助热，清肺而不留邪；杏仁利肺气，助麻黄宣肺；取炙甘草甘缓之性，能调和麻黄、石膏，使其凉热之力溶和无间以相辅相成；其中二陈汤化痰和中，正是张仲景"病痰饮者，当以温药和之"。诸药合用以外散风寒、内清痰热，切中病机，标本兼顾，效如桴鼓。

根据"热者寒之"的原则，不论是外感发热还是内伤发热都应以清热为第一要务，而外感发热是指感受六淫之邪或温热疫毒之气，导致营卫失和，脏腑功能失调，出现病理性体温升高为主症的一类外感病证，故详审病因、以证为本是治疗之关键。

6. 针药并治痰热中阻之咽干症

黄芬娜　2016 年 11 月 12 日　星期六　晴

今天门诊，有一位五旬妇女，看上去一副焦急的样子，一开口就急切地说："不好意思，主任，上次我把症状说错了，明明是咽干说成咳嗽有痰，所以回去吃了上周开的中药 1 剂后，感觉心里难受得很，气都不顺，躺着坐着都不舒服，后来我就停下来没敢吃了，今早上刷牙时自己看了下舌苔，厚得好吓人呀，不知怎么回事。我这才想起十几年来每到这个季节都会有的一个毛病，就是咽干发作。""怎么发作？"老师问，"不要急，慢慢说。""记得这是十几年前在云南工作生活时落下的病根。"她一边回忆一边说，"就是当时每年到立冬后咽干得不行，严重时还会咯血丝，怎么含服润喉片也不见好，喝水不能缓解，而且水喝多了还想吐，一直要延续到每年春节后就自然好了。现在回厦门了，不知为什么又有这样的症状了。这两天胃胀不舒服，吃多了更难受，睡眠浅、入睡困难，怕热多汗。"

老师用手触其胸骨下，患者称胃脘部有压痛感，望其舌紫暗、苔厚腻、边有齿痕，诊其脉滑数。综合舌脉，该证与痰热有关。

针对痰热中阻导致的咽干不思饮、胃脘闷痛不适、舌红苔腻、脉滑等症情，老师予理气、清热、化痰针药并治之法。

只见老师拟 7 剂小陷胸汤合桔枳姜汤，交代患者每剂中药自行放 5 片生姜共煎。并嘱其平躺准备针刺，针刺处方为左间使、右支沟、左阴陵泉、左太冲、右足临泣。

老师认为，"治痰必降火，治火必顺气"是治疗痰热中阻证的依据，正如兵家之围魏救赵之计，在中医学思维模式里，不论是中药处方还是针刺处方都必须是在中医学理论指导下。

那么针刺处方的机理是什么呢？

因津得热而炼痰，气壅滞而化热，故化痰时必除热源，清热时不忘理气，气行则热解，气行则痰消。故取太冲、足临泣为君，太冲乃肝经之原穴，肝主疏泄，取其左乃"左肝右肺""左气右血"，更有利于理气、行气之功；足临泣胆经的输穴，属木，有开塞决堤之效；又少阳为枢，肝胆为表里之枢纽，主表里内外之开合，故两穴合用，表里、阴阳、左右相配，共奏开泄表里以清热、疏肝理气以化痰之效。

"脾为生痰之源"，取足太阴脾经之合穴阴陵泉，其属水，具有健脾利水之效，取其左重在健脾阳之意。与支沟共为臣，此乃手少阳三焦经之穴，三焦为气道、亦为水道，具有行气利水、化痰开结之功。

佐使之穴为间使乃十三鬼穴之一，属手厥阴心包经，心属火、主血脉，既可清心降火以除烦，又可活血化瘀以利水，因"血不利则为水"，正合"久病入络"之意。全方五穴切中病机、主旨明确，君臣佐使、上下左右配伍得当。这就是老师临证强调的遵循理、法、方、药（穴）环环相扣的原则是取得成功疗效的保证。

但反观老师上周处方以二陈汤为主也是燥湿化痰之品，为什么会让患者反应那么难受呢？老师常常告诉我们，临床重视患者服药后的反应很重要，不论是有效还是无效，都必须弄清楚为什么，怎么引起的。这样才能明确进一步的治疗思路。实际上老师两次处方都以化痰湿为主法，有什么区别呢？我很好奇！

老师说，这就是痰热和痰湿的区别。就患者目前脉症，根据《伤寒论》138条"小结胸病，正在心下，按之则痛，脉浮滑者，小陷胸汤主之。"其属痰热中阻证。

结合患者的生活经历分析，其原居住云南高原，燥气为候，燥邪入内，伤及津液，故以咽干为主症，本宜"干者润之"，怎奈患者湿性体质，所以饮水而不解。燥湿两邪郁结于内，所以每至立冬寒气当道，寒主凝滞则作，春节后立春乃风温主之，风能化湿而症缓。十余年来，病邪久稽，燥郁化热，湿聚化痰，则痰热交阻于内，所以上周处方以二陈汤燥湿化痰为法，不啻火中浇油，这就是为什么患者服药后立马反应强烈、变生诸症的缘由。

可见临床辨证的细微区别，结果也就相去甚远，这就是古人讲的"差之毫厘，失之千里"，可以说这也体现了临床辨证精准度的重要性。所以此诊老师改以清热化痰为法，以小陷胸汤内外兼治之手段而治之。

　　咽干之症虽以热盛津伤多见，但因人因时因地而异，病因复杂，些许差异则迥然不同，正如前后诊之"痰湿"与"痰热"虽一字之差，但治法、方药却全然不一样，所以临床辨证力求精准。但是关注治疗后的反馈很关键，不论疗效好或不好都必须弄清原因、总结经验，只有这样才能不断积累、提高和进步，这也是一种临床学习的方式。

7. 寻"因"求"机"探咳嗽

林建荣　　2017年6月19日　　星期一　　中雨转阵雨

　　咳嗽是临床常见的症状之一，以呼吸系统疾病多见，临床虽辨证为本，但治疗仍颇为棘手。针对此类患者，应如何准确辨证呢？

　　老师告诉我们，首先必须掌握教科书中咳嗽的基本内容。回顾《中医内科学》对咳嗽的论述，病因有外感与内伤之分，外感又分风寒、风热、风燥，内伤分为痰湿、痰热、肝火、肺阴虚。这是常规化的知识，只有在掌握这些基础上，才能知常达变、举一反三。

第二，大家学过中医"四大经典"，除《黄帝内经》《伤寒论》《金匮要略》里谈到的咳嗽外，《温病条辨》中论述的咳嗽，主要病因是温邪。根据"温邪上受，首先犯肺"出现邪犯肺卫的两个证型，一是银翘散证，一是桑菊饮证。那它们有什么区别呢？银翘散证是风热犯卫，属卫表证，以发热为主；桑菊饮证是风热犯肺，以咳嗽为主。温病之中，除风热之邪外，燥乃六气之一，秋季以燥为主，肺应秋气，故燥邪易伤肺可致咳嗽，以桑杏汤治之；肺与大肠相表里，但表里同病时，可致肺燥肠痹证和肺燥肠闭证，都有咳嗽，前者伴有便血，后者伴有腹泻，所以肺燥肠痹证治以阿胶黄芩汤；肺燥肠闭证治以五仁橘皮汤。

第三，临床实践发现，风寒暑湿燥火六气之中，寒邪最易伤肺。正如《黄帝内经》有"形寒寒饮则伤肺"，后世医家多有论述，如张景岳的《景岳全书》曰："六气皆令人咳，风寒为主。"程钟龄《医学心悟》云："咳嗽之因，属风寒者，十居其九。"可见不同时代、不同医家都关注到"六气皆令人咳"的问题，其中最易令人咳的是风寒，这种观点是经历无数临床总结出来的。国医大师洪广祥教授针对肺系疾病，由此提出"治肺不远温"的说法，意思是从温论治咳嗽等肺系疾病，其实正是对张仲景"病痰饮者，当以温药和之"的弘扬和发展。

第四，《黄帝内经》云："五脏六腑皆令人咳，非独肺也。"咳嗽虽是呼吸系统疾病的主要症状，与肺脏关系密切，但其他脏腑功能失调，同样可以影响到肺之宣发肃降功能而引起咳嗽、咯痰、气喘。所以不论是外感寒邪，还是寒饮内伏，都会引起肺失宣降。根据肺自身的功能，肺有宣有降，像太极图是平衡的。但是我们从整体五脏来看，肝在左肺在右，左升右降，故肺还是以降为主。肝升助肾水上升，以滋养心火，肺降助心火下降，以温肾水，这就是机体气机升降之理。所以肺系疾病主要的三个主证，即咳、痰、喘，主要是因为肺气不降引起宣发不利，因此自汉代张仲景以来，历代医家临床治咳喘病多仿张仲景干姜配五味子宣敛并用法，无不效验。

综上，顽固性咳嗽之治虽从病机入手，但探其"因"尤为关键，无论是风寒暑湿燥火外感六淫，还是五脏六腑功能失调，只有审证求因，才能审因论治。

老师点评

咳嗽之疾涉及五脏六腑，其病因内外兼有，但终与肺之功能密切相关。肺气虽以降为主，但仍有宣发之力，正是因为宣降有序，保证了肺气的正常调畅。若外邪犯肺或脏腑功能失调，导致肺气宣降不利，咳嗽由此产生。

8. 以"证"为基论治顽固性咳嗽

林建荣　2017 年 6 月 19 日　星期一　中雨转阵雨

近期临床跟师过程中，遇到很多咳嗽的病案，发现老师通过辨证论治，总能灵活变通用药，效验俱佳。老师在面对顽固性咳嗽的复杂性时，临床诊治思路是什么呢？

老师说，顽固性咳嗽，我们又称之为慢性咳嗽，临床观察，咳嗽反复发作，有轻有重。检查无明显异常，如血常规白细胞计数也不高，胸片未见异常，仅仅肺纹理增粗。现代医学目前没有特效的方法，那么中医怎么诊治呢？国医大师洪广祥教授在这方面具有丰富的临床经验，从临床出发，综合脉症，大致将顽固性咳嗽分成四种证型，不同的证型治疗是不同的。

一是寒邪客肺型，临床最多见。这种咳嗽有什么特点呢？其与天气变化有关，多以早、晚为甚，以咽痒作咳为主症。现代医学的变异性哮喘多属这个范畴。自《黄帝内经》"形寒寒饮则伤肺"确立了寒邪为肺系疾患之主要病因以来，后世医家对此多有论述。大家在跟诊中也看到，寒邪客肺型在我们的临床中确实占有很大的比例，运用洪广祥教授的宣肺煎，以宣肺止咳而每获良效。另外，此型常常夹有风邪，这就是"风为百病之长"的缘故，所以多加辛温之防风、酸收之乌梅以祛风散风。

另外，疾病是有层次的，所以我们的治疗也是有步骤的。临床上，很多患者服药后，咳嗽症状明显减轻了，那接下来我们该怎么办？这就是第二步，如果痰湿较重者，可用苓桂术甘汤加减；痰湿不重者，用张仲景《金匮要略》的苓甘五味姜辛汤加减。第三步呢？因本病多与患者体质有关，"正气存内，邪不可干"，可见提高患者的免疫功能才能减少疾病的反复发作，此时我们常用洪广祥教授的温阳护卫汤调理，临床实践证明，确有明显改善。这就是我们常常说的治疗疾病如同下象棋，至少要看到三步以后，做到心中有数，治疗才能有的放矢。

二是痰阻咽窍型，相当于现代医学的慢性咽炎、鼻后滴漏综合征等。症状除咽痒作咳外，以喉咙有明显的异物感、喜清嗓、言多则咳甚等为特点。临床以化痰开窍为主，常在桔梗汤的基础上，加通关散之细辛跟皂角。如苔腻明显，属痰湿者，可合二陈汤。

三是胃逆侮肺型，一般多由胃食管反流性疾病引起。特点是与饮食有关，咳嗽以食后为甚，伴胃脘胀闷不舒等，多用旋覆代赭汤化裁。

四是湿热郁肺型，现代医学的嗜酸性细胞性支气管炎多属这个范畴。临床表现为咳嗽，伴有皮肤或胸前部瘙痒不适，大便黏腻不爽等症，舌苔黄腻。洪广祥教授在麻黄连翘赤小豆汤的基础上，加白鲜皮、地肤子或白僵蚕、蝉衣等清化湿热、搜风通络之品。

综上，顽固性咳嗽的四种类型各有特点，但有时兼夹出现，临床应抓住要点，灵活变通最为关键。

听了老师的讲解，对顽固性咳嗽的诊治终于有了清晰的思路。

老师点评

顽固性咳嗽以反复发作、久治不愈为特点，怎样在复杂的症情中找到规律是理清思路的关键。中医从着力调整肺之功能为出发点，切实把握寒、热、虚、实之要点，临床以辨证为本，建立整体思维，标本兼治。

9. 从时间辨治咳嗽思路

陈沁鋆　2017年8月13日　星期日　晴

咳嗽是肺系疾病常见的症状之一，虽然学习了老师临床诊治咳嗽的思路，但是此案的独特性让我深感中医基础理论的重要性，这也是老师常常强调的只有夯实基础，才能提高临床知常达变的能力。

2017年7月25日门诊，一位四十多岁女患者，戴着口罩，一副急切的样子。自诉无明显诱因反复发作咳嗽一年余，气候变化时尤甚，自觉咽中痰阻，难以咳出，时咳少许白色黏稠痰液，咽痛咽痒，每天下午4时至5时咳嗽加重，必须喷止咳平喘的西药才能缓解。整日神疲乏力，偶感口干涩，思饮，纳可，寐差，入睡困难，时常凌晨3时至4时易醒，醒后不易复睡。大便正常，每日一行，成形，小便如常。月经周期30天，末次月经：2017年6月10～16日，经期7天，量可，色红，少许血块，无痛经，白带量可、无异味。诊其舌暗红苔厚腻，有裂纹，脉细滑。

老师看看我们，问道："你们看看这个病例有什么特别之处？该怎么治疗呢？"

我心想，患者反复咳嗽一年余，胸片未见异常，已然属于慢性咳嗽的范畴。观其脉症，应属寒邪犯肺证，按照老师常用的宣肺煎经验方以宣发辛散其寒邪应该没错。

正当我思考着，只见老师写下处方：茯神 15g，桂枝 30g，炒白术 10g，泽泻 15g，猪苓 15g，桑白皮 10g，地骨皮 10g，益母草 30g，杏仁 10g，桃仁 10g，炙甘草 6g。7 剂，每日 1 剂，每日 2 次温服。

这不是五苓散合泻白散吗！我们知道，五苓散出自《伤寒论》，专为太阳腑证而设，具有温阳化气、利水渗湿之功，主治阳不化气、水湿内停于下焦所致之证，那么老师为什么用来治疗咳嗽呢？其思路何在呢？

看出了我们的疑惑，老师说道，"大家注意到没有？主症发作的关键点是什么？咳嗽在下午 4 时至 5 时最严重，这个时间段是申时，乃足太阳膀胱经之旺时，这就告诉我们应从太阳经论治，五苓散开足太阳膀胱经。另外，还有一个时间点与睡眠有关，凌晨 3 时至 4 时是寅时，肺经正旺，所以我合用泻白散以泻肺气，这就是我们说的天人合一在临床中的运用。"听完老师一席话，我茅塞顿开，十分期待患者的治疗效果。

果不其然，1 周后患者前来复诊，一看精神状态明显不一样了，只听她很兴奋地说："太好了，服药后下午 4 时至 5 时再也不咳嗽，人感觉舒服多了，凌晨 3 时至 4 时也不会醒，睡眠也改善了，口涩感好转。"视其舌暗红、苔薄白腻、中有裂纹，诊其脉细滑。老师守上方去桑白皮、地骨皮，加桔梗 10g、干地龙 10g。7 剂，嘱患者继续服药，饮食清淡，忌食生冷油炸之品，巩固疗效。

老师说："看来我们上次辨证为太阳病的思路是正确的，这就告诉我们任何一个患者对我们来说都是全新的，一定不要有固定的模式，临床必须用心对待每一个患者。"

综观此案，颇多感触，受益匪浅。

其一，善于抓住疾病的关键，因人制宜。每个疾病都有其共同的症状，而在不同的个体身上又会表现出不同的特征。如面对失眠患者，必须明确是入睡困难、梦多还是易醒，甚至几点钟容易醒等细节，病机也是不一样的。老师告诉我们，患者的很多症状特征是在问诊中获得的，所以看病时问诊一定要详细。

其二，充分利用中医学天人合一的思想。老师说，这个理论最早记载于《黄帝内经》，如《灵枢·顺气一日分为四时》曰："朝则人气始生、病气衰，故旦慧；日中人气长，长则胜邪，故安；夕则人气始衰，邪气始生，故加；夜半人气入脏，邪气独居于身，故甚也。"这就告诉我们不同时间机体的状态不同；后东汉张仲景在《伤寒杂病论》提出择时治疗的原则、六经病7天节律及欲解时辰，如"太阳病欲解时，从巳至未上""阳明病欲解时，从申至戌上""少阴病欲解时，从子至寅上""厥阴病欲解时，从丑至卯上"，为临床提供了把握治疗时机的依据。

老师正是抓住本案"经行有时"这一特点，用五苓散治申时咳嗽，可谓药到病除。不得不感叹老师辨证思路之精妙，中医时间治疗的奇妙之处，可见天人合一思想在临床诊治中具有重要的地位。

老师点评

人与自然的整体观告诉我们人的生理功能、病理变化与时间关系密切，而且在中医临床中具有重要的指导价值，这就是"人法地，地法天，天法道，道法自然"的体现。

10. 清热泻肺法针药并用治肺炎

余诗梅　2016年9月22日　星期四　晴

白露之后，秋凉渐袭，尤其早晚之时寒意更浓，对于体质差或有慢性肺系病的人来说，容易诱发呼吸道疾病。就像老师常说的，这正是中医学天人合一理论在临床中的体现。

2016年9月10日门诊，一位老年男性患者戴着口罩走进了诊室，时不时边咳边用手拍胸，难受之状一目了然。自诉慢性阻塞性肺疾病病史多年，每于季节交替时易发。此次缘于前几日着凉后出现咳嗽咳痰，咽痒而作，咯吐黄黏痰，夜间尤甚，伴鼻塞，流黄浓涕，畏寒恶风。曾就诊某综合性医院，根据血常规、胸片被诊断为肺炎，建议住院治疗。因畏惧住院，今求助于老师。刻下：伴口干思饮，纳可，寐欠佳，二便调，长期耳鸣如蝉，听力下降。观其舌红苔薄黄，诊其脉沉。

"中医怎样治疗肺炎？"老师说，"千万不要一听炎症，就想清热解毒或清热泻火，这不是中医学的思维。中医学的思维首先是在辨证论治的原则指导下，因人、因时、因地全面考虑。"

根据老师的提示，窃思该患者应由风寒束表、寒郁化热而致肺宣降功能失职引起。果然老师以麻杏石甘汤为基本方辛温宣肺、清热豁痰，但再仔细看，不明白处方中为何合用麻黄附子细辛汤。

还没来得及思考，只听老师嘱患者取坐位，看来老师要采取针刺疗法。只见老师右手执1寸短针，左手拇指在患者右手大拇指鱼际穴处寻一压痛点，迅速刺入，以苍龟探穴针法行之；再取同侧尺泽穴泻之；后补右侧太溪穴，泻左侧行间穴；最后刺左侧足三里穴行补法，留针半小时。嘱患者1周针刺3次，并避寒就温，多饮温水，忌生冷油腻之品。

肺炎之治，针药并用，值得期待！

3天后，患者高兴地走进来，开心地说道："主任，我今天再来针灸，上次扎完针回去就感觉好多了，加上这两天中药也喝了，咳嗽已经明显减轻，没有黄浓痰，鼻塞流鼻涕基本已消失，睡眠好多了。现只有少许咳嗽，咽痒，痰是白色的，容易咯出。"老师说，效不更方，原7剂中药继服，观后再调；针刺处方加列缺穴即可，增强宣肺解表、通经活络之功以加强疗效。并告诉患者坚持治疗2周后，复查血常规和胸片。

3天的治疗效果着实让我惊叹！内心揣摩着：一是针药并治疗效了得。针刺处方由鱼际、尺泽、太溪、行间、足三里组成，寥寥数穴治疗1次后，症状明显减轻。为什么呢？

老师说，"泻鱼际，补尺泽"为泻肺方，出自于针灸大家皇甫谧的《针灸甲乙经》，鱼际乃肺经荥穴，五行属火，"荥主身热"，此穴具有清肺泻火、宣肺止咳的作用；尺泽为肺经合穴，属水，滋水以泻肺火，两穴均取右侧实为"左肝右肺"之意，共为君穴，达宣肺清热、止咳化痰之效。右侧太溪肾经之原穴，金水相生，滋肾阴以降肺火；配合行间为佐，其乃肝经火穴，意在泻肝火以护肾阴；左侧足三里培土生金以固其本。全方蕴含着老师理法方穴缜密的临床思维，君臣佐使丝丝入扣。不得不感叹老师用方用穴之精到，实为妙哉！

二是以方测证，不论是中药处方还是针刺处方，显然老师是标本兼顾。反观此案，咳嗽症状表现突出，不是以标为主吗？根据中医"急则治其标、缓则治其本"的原则，老师为何还要配合治本之法呢？

老师认为，患者慢阻肺病史多年，久病必虚，加之年逾六旬，脾肾阳虚，故其畏寒恶风；中医学认为，"脾为生痰之源，肺为贮痰之器"，则见其痰多、涕多，质黏稠。因此在宣肺化痰止咳的基础上，不忘补脾肾以固本，所以麻杏石甘汤的基础上又合用麻黄附子细辛汤。中医有"实人伤寒发其汗，虚人伤寒建其中"之说，但是对于虚实夹杂之证，标本同治是为正道。

2周后患者兴奋地拿着复查报告单来复诊，血常规正常，胸片显示双下肺部炎症基本吸收，他说："没想到中医效果还真不错，我感觉已经好了，还需要吃中药吗？"老师说："您可别大意，您有慢阻肺，这个季节最容易发作，最好调理一下体质吧。"

这是我实习以来第一次看到用纯中医的方法治疗肺炎。在中西医并存的现代社会，很多人往往认为中医只能治慢性病，像肺炎这种急性病只能找西医。但从本案中，我们看到了中医学在治疗急性病时还是大有作为的。

11. 宣降并用法治老年性肺炎

苏育铃　2017年9月12日　星期三　晴

现代医学表明，老年性肺炎是一种主要由细菌、少数为病毒所致的老年人肺部感染性疾病。其病情进展快，尽管采取抗菌、支持疗法等措施，效果可能不理想，易反复发作。那么中医学的诊治思路是什么呢？

2017年8月12日门诊，一位年逾六旬的老太太自诉因着凉之后引起咳嗽气喘半月余，曾于8月2日在某三甲综合性医院行胸部CT检查，诊断为双肺肺炎，治疗1周后症状未见好转，经人介绍前来就诊。刻下：咳嗽、气喘，动则为甚，咯白痰，咯出为爽，神疲乏力，易汗出，近日肩背部皮

一、呼吸系统疾病

肤瘙痒，纳欠佳，入睡困难，易醒，大便日行1次，成形，小便色黄。平素恶风畏寒，极易感冒。查其舌红边有齿痕、苔黄厚腻，脉细滑。近年曾有多次肺部感染病史。

只见老师予宣肺煎化裁，方药如下：麻黄10g，细辛5g，法半夏10g，干姜5g，白鲜皮10g，地肤子10g，紫菀10g，款冬花10g，茯神15g，陈皮10g，炙甘草6g。7剂，每日1剂，每日2次温服。并嘱患者停服其他药物，同时避寒就温，注意休息；忌食生冷油腻之品。

1周后复诊时，患者高兴地说："咳嗽、气喘已明显减轻，咯痰减少很多，自觉精神状态好多了。"老师综合脉症，效不更法，方稍进退，又予1周，服法同前。并告知患者服药1周后，复查肺部CT。

2周后患者症状均愈，肺部CT复查显示：双肺炎症消失。根据其舌红边齿痕、苔薄腻，脉细。老师予参苓白术散加减以善后调理。

综观此案，老师遵循国医大师洪广祥教授"治肺不远温"的原则，拟辛温宣肺以止咳、化痰降气以平喘先治标；健脾运、益脾气以善后而治本。

宣肺煎中麻黄、细辛辛温发散，宣发上焦郁闭之气；紫菀、款冬花下气润肺，以肃降上逆之肺气。盖中焦为气机之枢纽，脾为生痰之源，合二陈汤燥湿崇土、理气化痰，体现朱丹溪"治痰者，实脾土，燥脾湿是治其本""善治痰者，不治痰而治气，气顺则一身之津液亦随气而顺矣"的思想。正如《丹溪心法附余》曰："此方半夏豁痰燥湿，橘红消痰利气，茯苓降气渗湿，甘草补脾和中。盖补脾则不生湿，燥湿渗湿则不生痰，利气降气则痰消解，可谓体用兼赅，标本两尽之药也。"其"一身之痰都管治，如要下行，加引下药，再上加引上药。"全方之妙在于以和中为杠杆，宣降并用，达肺之气机调畅之目的。

老师说，对于老年性肺炎，根据患者的主症，属中医学"咳嗽""喘证"的范畴。中医学认为，正气虚弱是老年性肺系疾病的发病基础。《黄帝内经》有"正气存内，邪不可干""邪之所凑，其气必虚"之说，告诉我们：第一，人体正气的重要性；第二，正气与邪气的关系。老年人多脏腑功能衰退、气血虚弱，从而正气不足是其特点。肺位最高，故名华盖，邪必先伤，正如叶天士所说"温邪上受，首先犯肺"；肺为娇脏，不耐六淫邪气之侵；肺又开窍于鼻，外合皮毛，与自然界息息相通，易受外邪侵袭。老年人本就正气亏虚，卫外功能不足，易于感邪犯肺，致肺之宣发、肃降功能失司而咳喘并作，故中医治疗老年性肺炎时以肺卫虚弱为本、痰气阻滞为标，但治以恢复肺之功能为要，既要宣又要降，宣降有度咳喘可止。

老师点评

中医学认为，气既是人体的物质基础，又是功能表现。肺主气，参与全身气机的升降出入，又有自身的气机运行，既能宣又能降是肺正常生理功能的表现。老年性肺炎注重其生理特点，治标之后不忘固本，以恢复肺主气之功能为首要。

12. 温阳止哮法辨治哮喘急性发作

林巳塬　2017 年 8 月 20 日　星期日　晴转阵雨

支气管哮喘（简称哮喘）是世界范围内最为常见的慢性呼吸系统疾病，全球约有 1.6 亿患者。现代医学认为，哮喘是一种以喘息、咳嗽、气急、胸闷等为主症的反复发作性疾病。现代医学研究表明，糖皮质激素是目前防治哮喘最有效的药物，但仍然不能阻止它的发作。哮喘属于中医学"哮证""喘证"的范畴，自《黄帝内经》以来，历代医家积累了丰富的经验，继承和弘扬中医特色，结合个体差异为临床诊治哮喘提供了思路。

2017 年 8 月 15 日门诊，来了一位四十多岁的阿姨，戴着口罩，穿着长袖捂得严严实实，还不时发出咳嗽的声音。自诉既往有哮喘病史 6 年，平素用激素控制，近 1 年加重，哮喘时常发作，自 2 个月前开始在老师门诊服中药调理后，哮喘未再发作，诸症明显缓解，精神转佳。3 日前因食三文鱼等海鲜后哮喘复发，刻下：喉间哮鸣音明显，夜间为甚，咳嗽痰多，咯出为爽，痰色黄白相间质稠，胸闷气短，鼻流黄涕，精神疲乏，畏风怕冷，纳可，寐欠安，口干思温饮，大便日行 1 次，成形，舌暗红、中有裂纹、苔薄白，舌下络脉迂曲，脉细滑。

为什么哮喘这么容易反复发作呢？

老师说，哮喘容易反反复复，除了与患者的体质密切相关外，还与诱发因素有关。《黄帝内经》有"形寒寒饮则伤肺"之说，结合临床实际我们得知，不论是外感寒邪，还是内伤寒饮都可伤及肺脏。当然，外感寒邪伤肺很好理解，因"肺主皮毛"，风寒袭表易伤肺；那么内伤寒饮伤肺呢？这就与我们手太阴肺经的循行有关，其"起于中焦"，故中焦寒饮可循肺经上犯于肺，所以古人云"学医不知经络，开口动手便错"。

老师综合脉症，针药并用以治之。处7剂阳和汤化裁，每日1剂，每日2次温服。

接着老师嘱患者取坐位，给予针刺治疗。首先针刺大椎、风门（双），均补法为君，乃阴病治阳；在右手第二掌骨鱼际附近找到压痛点，采用苍龟探穴法不留针，右少商穴浅刺以宣肺窍；右间使穴捻转7次，配左支沟捻转8次，内外相配泻法以化痰瘀，均为臣；右太渊用东垣针法与左太溪补法、捻转6次，两原穴上下相配，以补肺肾之元气；左足三里补法捻转10次，以培土生金，太冲（左）平补平泻、捻转8次，正合"治痰治瘀以治气为先"之意，最后天突平补平泻、运针12次，均留针30分钟。

不料留针期间及取针时，患者带着惊奇的语气不断地说："主任，我第一次扎针，刚才还很紧张，现在我感觉太神奇了，胸闷和咽喉部阻塞感即刻缓解，呼吸及气息较针前顺畅平稳了许多。"老师笑笑说："慢慢来，这才开始呢，最好隔天1次来治疗。"

老师看着我们说："实际上这是我们临床常用的针药并治哮喘发作期的方案，希望大家在追踪观察的同时，好好考虑一下针刺治疗的机理是什么，只有这样，你们才能将临床与基础知识融会贯通。"

老师以大椎、风门、少商、间使、支沟、太渊、足三里、太溪、天突为基本方，常常用于治疗哮喘急性发作患者，并因时因地因人而灵活加减，每获佳效。反复思量，领悟其中奥妙，对今后临床举一反三颇有收获。

一是九穴为方，以肺之数治肺之病，符合"地四生金，天九成之"而切中肺疾之病机；"九"乃阳数之最，以阳治阴，正合"形寒寒饮则伤肺"之初因。

二是辨证处方、体现治法。本方乃在《针灸大成》"止嗽方"基础上化裁而来，以温阳祛风、化痰行瘀、宣肺止喘为法。大椎、风门为君，取阴病治阳之意。其中大椎为手足六阳经与督脉之会，督脉乃阳脉之海，温阳则能祛寒；"风为百病之长"，足太阳膀胱经穴之风门祛风散邪；"急则治其标"太阳为三阳之首，六经之藩篱，风门"祛风关门，固守肺窗"又可固表护卫，阻邪入侵。

间使、支沟为臣，以除哮喘之"夙根"。哮喘以阳虚为本，阳虚则血运不畅，瘀血内生，"血不利则为水"瘀血化痰饮，痰瘀胶结，形成窠臼。"鬼穴"间使乃心包经之经穴属金，心包经主血，可活血化瘀；支沟属手少阳三焦经，三焦既为气道又为水道，可行气利水。两者阴阳、表里相配，共奏活血化瘀、行水化痰之效。

太渊、足三里、太溪为佐，以益肺补脾壮肾。足三里为足阳明胃经的合穴，具有培土生金、健脾益肺的双重功效；太溪为足少阴肾经之原穴，是肾之原气经过和留止的部位，取左侧太溪旨在温补肾阳；太渊为肺经输穴属土，"虚则补其母"功用补益肺气，止咳化痰。足三里与太溪穴相配，温养脾肾之阳以益肺。太渊和太溪相配，两原相配，培补肺肾真元之气。

少商、天突为使行宣肺止喘之效。根据全息理论，点刺第一掌骨鱼际穴附近之痛点后，取井穴少商共同开窍以宣肺；任脉之天突乃天气通于肺，穴处犹如肺气出入之灶突也。《玉龙歌》有"哮喘之症最难当，天突妙穴宜寻得"，故天突穴有宣畅肺气之功效，为降逆化痰、镇咳平喘之妙穴也。全方诸穴协同，功效专一，共奏温阳散寒、行气化瘀之效，以使喘平哮止。

三是针刺注重手法。临床跟诊发现，老师不仅配穴精妙，而且还十分重视针刺之"术"的作用。如针刺阿是穴时，在得气的基础上，运用苍龟探穴手法，达到通经祛邪的目的，正如《金针赋》云："苍龟操穴，如入土之象，一退三进，钻剔四方"。并将针刺深度、捻转次数等完美结合。

综观针灸治疗过程，老师理、法、方、穴、术丝丝入扣，是临床疗效的保证。

老师点评

《黄帝内经》云："正气存内，邪不可干。"疾病的反复发作总是有原因的，所以支气管哮喘发作期的治疗虽以急者治标为先为主，但却要兼顾治本，这就是中医学"治病必求其本"的道理。

一、呼吸系统疾病

13. 因时论治喘证

卢慧蓉　2016 年 10 月 29 日　星期六　多云

中医学认为，人体正常的生理活动有赖于人体阴阳的相互协调。正如《素问·生气通天论》言："阴平阳秘，精神乃至。"因此治疗时应遵循"谨察阴阳所在而调之，以平为期"的原则。

记得 2016 年 7 月 23 日门诊来了一位喘息、气促明显的中年妇女，观其形体消瘦。细细询问得知，该患者有哮喘病史多年，在老师的治疗下，平素病情控制良好。而昨日傍晚突然发作气喘，不能平卧，咯泡沫痰，打喷嚏，流涕。家属急于今日将其搀扶至老师门诊求治。问其纳可，大便日行 1 次，质偏干，寐差，口干口苦。视其舌红绛、边齿痕、苔薄，诊其脉沉细。

心想："老师在治疗哮喘时，总是遵循国医大师洪广祥教授'治肺不远温'的思路，最常用阳和汤治疗，那么这个患者呢？"

只见老师处以封髓丹合滋肾通关丸加减，处方：黄柏30g，砂仁 10g，炙甘草 6g，知母 30g，肉桂粉 3g（冲服），葶苈子 30g，青陈皮 10g。6 剂，嘱患者回去后立即服药，每日 1 剂，每日 2～3 次温服。无论效果如何，下周再来看下，必须坚持治疗。

患者走后，老师问："这个患者平时病情控制良好，气喘基本不发作，为什么在7月22日突然就发病了呢？"老师看看我们，笑着说："大家查查看这一天是什么日子。"我立刻打开手机，一看原来是大暑啊！老师说，大暑是二十四节气之一，是一年中最为炎热的时节，正处于三伏天，最易耗伤肾阴，该患者本就素体肾阴亏虚，正值大暑之节气，雪上加霜致使肾阴更加耗损，故而突然发病不奇怪。这就是中医学天人合一的体现！正如古人云："人之为道，上合于天，下合于地，中合于人事，必有明法。"看来中医学天人相应所言非虚呀！

1周后患者因故不能前来，特电话告知服药后气喘已平，诸症均改善。窃思此案，可谓效如桴鼓。以方测证，该病乃属肾虚摄纳无权之证，看来老师论治哮喘病思路不仅仅只用温法。

这就是老师经常告诉我们的，治病绝不能忽略中医学的辨证求因，审因论治。

那么老师诊治的机理何在？用方的思路是什么呢？值得思考！

患者年龄五十，形体消瘦。基本资料告诉我们：首先，正值七七四十九岁之后肾气衰弱之时；再者，中医学有"瘦人多火"之说，可见其阴虚体质；三是久病及肾，肾不纳气，气不归元，而致气虚不能化津，津液不化则聚湿为痰；另外，肾元不足则无力温煦脾阳，脾失健运，痰浊内生。正如《景岳全书·痰饮》所云："五脏之病，虽俱能生痰，然无不由乎脾肾，盖脾主湿，湿动则为痰；肾主水，水泛亦为痰。故痰之化无不在脾，而痰之本，无不在肾。"痰浊壅肺，肺失宣降，加之金水相生，肾亏则肺金失润，气喘乃生；而肾水匮乏，不能上济于心，则心火亢盛而上炎致口苦，灼伤津液则口干；舌红绛、脉沉细乃肾之气阴两虚之象。故该证属下虚上盛、虚实夹杂之证。

老师本着滋肾补下为主、降肺泻上为辅的原则，选封髓丹合滋肾通关丸治疗正切中病证之要害。

封髓丹与滋肾通关丸均为滋肾补下之剂，其中封髓丹乃纳气归肾之方，重在调和水火。清代医家郑钦安称此方为"至平至常，至神至妙"；滋肾通关丸乃滋肾水、纳元气，以润肺金，调肺气。根据《黄帝内经》云："肺苦气上逆，急食苦以泻之。"故老师加降肺泻上之葶苈子、青皮、陈皮。葶苈子苦辛寒，能泻肺气以除壅塞；青皮苦辛温，能调肝气，达肺气，使气机升降正常；陈皮苦辛温，能调脾气，杜绝生痰之源。诸药合用标本兼顾、补虚泻实，此之诊治之效捷也。

正如老师所说，中医学的原则性很强，但灵活性更大。

老师点评

支气管哮喘属慢性肺系疾病，肺金与肾水生理上相互滋生，病理上相互影响，所以治疗上要相互兼顾。《月令七十二侯集解》云："暑，热也，就热之中分为大小，月初为小，月中为大，今则热气犹大也。"大暑之际，心火亢盛，损及肾水，此时从肾论治。正体现应时制宜的特点。

哮证其标在肺，其本在脾，其根在肾，临床何时从肺、从脾、从肾而治？应以辨证为根本，但又需因人、时、地而异，所以在正常的套路中，懂得知常达变很重要，这就是中医临床有时必须打破定势、突破常规，才能应付复杂性疾病的道理。

14. 温阳利气法针刺治疗哮喘缓解期

石颖 2017 年 8 月 25 日 星期五 晴

临床跟师时，总能看见一位老太太的身影。经询问了解到，年过七旬的她曾在电厂工作，有支气管哮喘病史二十余年，过敏性鼻炎病史五十余年，虽已退休二十余年，常由于天气变化或劳累等因素诱发哮喘发作，困扰不已。但自 5 年前每至三伏天如期来找老师针刺调理后，近几年来哮喘未有明显发作，仅偶感胸闷不适时，用万托林或普米克稍作缓解。故今年为跟踪观察，我持续记录老师三伏天的针刺方案，获益良多。

老师在温阳利气方的基础上化裁，在初伏到末伏针刺治疗 3 次，患者病情稳定，哮喘未发作，精神状态佳。三张处方如下：

第一方：背部腧穴取阳三针（即大椎、双侧风池）、腰阳关、肺俞；四肢腧穴取左侧外关、足三里、昆仑，右侧列缺。

第二方：背部腧穴取阳三针（同上）、腰阳关、风门、肺俞；四肢腧穴取左侧支沟、太冲、太溪、鱼际全息点，右侧间使、列缺、鱼际全息点。

第三方：背部腧穴取大椎、腰阳关、风门、心俞；四肢腧穴取左侧外关、太溪、足三里，右侧少商、列缺、太渊、鱼际全息点。

综观此三方，看似无固定选穴，实则章法道理自在其中。一是以背部腧穴为主，配合四肢腧穴；二是以肺为本，兼及五脏；三是治病求其本，贯穿除其夙根。

老师选背部腧穴为主，体现"肺之疾，取之俞"阴病治阳之理，正契合哮喘以阳虚为本的病机。取督脉之大椎、腰阳关，督脉乃阳脉之海，大椎为阳经所汇聚之处；腰阳关为阳气运行的关卡、要道，与带脉相连，两穴相配，沟通人身之上下，以壮督阳。

同时，配合足太阳膀胱经之风门、肺俞或心俞和足少阳胆经之风池。太阳经为开，乃人身之藩篱，主阳气卫外而为固，护卫人身而抵御外邪；少阳乃小阳、为枢，既可升举阳气，又可疏表和里。风门、风池均乃祛风要穴，因"风为百病之长"，风寒侵袭是哮喘发作的诱因；肺俞或心俞乃肺、心输注于背部的腧穴，肺、心同居上焦，心主血，肺主气朝百脉，助心行血，肺气虚弱或肺气壅盛，均会导致心血瘀阻。心俞除活血化瘀外，还有养心安神之功。

从针刺选穴来看，背部腧穴形成倒三角或多个三角形态，体现老师注重平面稳固的整体观。同时，老师充分发挥四肢部腧穴的远治作用，取肺经之穴治肺之本，取阳明、少阴经穴温补脾肾，发挥培土生金、金水相生之功；取厥阴、少阳表里经穴祛瘀化痰除夙根贯穿始终。

那么组方的机理是什么呢？

首先，重视阳气的作用。正如《素问·通生气天论》曰："阴阳之要，阳密乃固。盖阳密，则邪不能外淫，而精不内亡矣。"故将背俞穴作为主穴，也是老师尊崇国医大师洪广祥教授"治肺不远温"思想的体现。

第二，以肺为本，重视脾肾的作用。中医治哮喘素有"发则治肺，缓则治脾肾"之原则，治其本脏取手太阴肺经之荥穴鱼际、输穴太渊，一火一土以补火生土；以足少阴肾经之原穴、输穴太溪滋肾之元气，既有补土生火又可金水相生，正契合《针灸大成·东垣针法》云："气在于肺者，取之手太阴荥、输：鱼际、太渊。成痿者以导湿热，引胃气出阳道，不令湿土克肾，其穴在太溪。"以足阳明胃经之合穴足三里补益脾胃，属土正合"培土生金"之意；其与太溪合之共壮先后天，此乃治病必求其本。

第三，重视哮喘"夙根"论，将祛瘀化痰贯穿始终。那么从何入手祛瘀化痰呢？老师为达到目的，充分调动三焦和心之功能。

根据《难经·六十六难》云："三焦者，原气之别使也。"又《类经》云："三焦气治，则脉络通而水道利，故曰决渎之官。"可见三焦乃集气道与水道于一身，通过气化水液，而达水道通利，故取手少阳三焦经之外关或支沟利水化痰。而心包代心司职，为相火之官，心主血脉，肺朝百脉，哮喘日久，常致肺心同病，血行瘀滞，形成恶性循环。只有气血相互协调，才能缓解主症，取手厥阴心包经之经穴间使，属金，故间使与支沟阴阳、表里相配，以祛瘀化痰。

第四，重视肝之疏泄功能。老师反复强调"治痰治瘀以行气为先"，肝升肺降，互为作用，古人称为"龙虎回环"。故一取手太阴肺经属木之井穴少商，既可宣肺窍又可行木性，意在阴经中求升发之气，升降有序乃生化无穷，肺之宣发肃降之能可复，达到利气豁痰之功，甚为妙哉。二取足厥阴肝经之原穴太冲，肝主疏泄，故既可疏肝理气以化痰行瘀之功，又有升肝气以降肺气之性。

综观老师针刺治疗哮喘缓解期患者的过程，虽一窥端倪，但颇有感触，受益匪浅。老师之治疗思路不愧为治病必求其本之时，又不忘标本兼治，全面出击。

老师点评

临床对于哮喘病往往多重视急性发作期的治疗，其实哮喘病对生存质量的影响已经逐渐受到普遍关注，所以提高对哮喘病缓解期的认识不容忽视，制定相应的方案治疗哮喘缓解期是减少和减轻发作的关键，对提高患者生存质量至关重要。

15. 从瘀论治肺癌咳血

何明华　2017 年 4 月 6 日　星期四　阴

癌症是全人类的共同难题，其高发病率及高死亡率让我们在生活中常常谈癌色变。提高人体的免疫力，减轻患者的痛苦是改善癌症患者生存质量的第一步。

2017 年 3 月 9 日上午，一位 81 岁老大爷来复诊时，高兴地说："主任，喝了 1 周的药，这几天痰里面没血，真是太好了！您可知道我咳血 3 个月看了好多地方，都没好过，这次真的很神奇，气喘也明显减轻了。"当时，小伙伴们都惊呆了！若非亲眼所见、亲耳所听，真的难以置信。

这位老大爷可是肺癌晚期的患者！2016年12月某三甲综合性医院CT示：右肺下叶恶性占位性病变、伴双肺转移瘤，因无法手术，当时医院建议可行放化疗。考虑年事已高，患者本人及其家属均不接受放化疗。近3个月来，在各大医院门诊、住院治疗，仍咳血、气喘不止，后经人介绍前来就诊。

记得3月2日，老大爷由两位家属陪同就诊，一脸无奈与痛苦，他说："我已经咳血3个多月了，每天咯痰中都有血，还有咽喉作痒、咳嗽气喘。"经细问病史、四诊合参，老师辨证为寒痰壅肺、痰瘀交阻证，处以7剂宣肺煎加三棱、莪术。

一看处方，这不正是老师常常治疗咳喘病的思路吗！但是第一次看到老师加三棱、莪术。我甚为不解，心想："三棱、莪术乃破血化瘀之品，难道就不怕加重咳血吗？"

老师看出我们的疑惑，笑着说，首先要了解肺癌的病因病机。一般情况下，肺癌属中医学的"咳嗽""咯血""胸痛"等范畴，古又有"肺积""息贲""肺壅"之称。中医学认为，肺癌乃本虚标实之证。根据本案病史、脉症，患者属阳虚体质，《黄帝内经》云"阳化气，阴成形"，阳虚日久，水湿不化，湿聚成痰；寒邪内生，气滞血凝，则痰瘀互结于肺，久而久之，形成肺部积聚。肺主气、司呼吸，肺气虚，则宣发肃降功能失调，可导致咳、喘、痰诸症，故选宣肺煎辛温宣肺、止咳平喘。

其次要明白咳血的机理。其归属于中医学"血证"的范畴，"血证"的病因病机是什么呢？中医学认为，血证有多种原因引起，但总不外乎虚、瘀、热、寒四种。此案积聚日久，瘀阻脉络，致血不归经，血液溢出脉外所致。正如宋代医家陈言《三因极一病证方论》曰："夫血犹水也，水由地中行，百川皆理，则无壅决之虞。血之周流于人身荣、经、府、俞，外不为四气所伤，内不为七情所郁，自然顺适。万一微爽节宣，必致壅闭，故血不得循经流注，荣养百脉，或泣或散，或下而亡反，或逆而上溢，乃有吐、衄、便、利、汗、痰诸证生焉。"告诉我们，"衄"即出血等症与血流是否通畅密切相关，故清代医家唐容川《血证论》制定了"以去瘀为治血要法"，因此辨证方中加三棱、莪术，前者破血中之气、后者治气中之血，二者同用借破血行气之力以化瘀止血。

听了老师的讲解，我茅塞顿开，临床只要据理立法，以法统方，以方遣药，往往见奇效。

二诊时，老师见血已止，为免破血之虞，原方去三棱、莪术。考虑咳血日久伤阴耗气，合生脉散加三七粉，以益气活血养阴，标本兼顾。

然而，肺癌之咳血乃难治之症，中药的疗效如何呢？我充满期待，继续跟踪患者的后期反应。

服药2周，患者咳血未作，症情平稳，仅气喘、乏力，老师四诊合参后，予生脉散合蠲哮汤加减，以益气养阴、利气平喘。

3月23日复诊，患者诉服药2剂后气喘明显改善，但咳血、咽痒作咳复发，逐自行停药不敢再服。

详问病情后得知，患者近日外出着凉，老师脉症合参后，告诉患者，"没关系，症状反复很正常。上次的药先放着，这次我们根据目前的情况再调整一下。"只见老师守 3 月 2 日初诊处方，即宣肺煎加三棱、莪术以宣肺止咳、化瘀止血。

我问："老师，为什么又会咳血呢？""是的，为什么呀？"老师说，"这里有两个原因，一是肺癌的病机是本虚标实，根据患者的表现，以标实为主。经化瘀治疗后虽咳血已止，但体内的瘀血积聚日久，非数日能除尽，当时急于固本，反致闭邪留寇；二是肺本为娇脏，易受外感。稍有不慎，外感风寒，寒凝而致血瘀加重，所以咳血复发。"

听了老师的话，心中的疑虑顿觉释然，期待 1 周后的效果。

今日患者复诊，诉咳血已愈，咽痒、咳嗽等症均减，精神振作，大家满是欢喜。但是老师强调，我们应清醒地认识到，肺癌发病本就是一个复杂的动态过程，我们应做好长期的打算，因此在治疗过程中，把握好补虚与泻实的分寸至关重要。

老师点评

咳血是肺癌常见症状之一，也是难治之症，多与咳、痰、喘等兼杂出现，在治疗的过程中，"虚""实"的拿捏重在辨证的精准，根据疾病转成反折的变化，只有密切关注并切实把握疾病的机理及转归，才可及时调整思路，在辨证的基础上，随症治宜。

一、呼吸系统疾病

16. 针药并治肺癌后胸腔积液

侯海平　2018年4月14日　星期六　阴

今日门诊来了一位六十多岁的男性患者，他笑着对老师说："主任，很感谢您！昨天我复查了，经过您的治疗，现在胸水大部分都吸收了，胁肋部也不疼了，感觉精神好多了。"随即拿出前后两张胸片给我们看。

2018年1月23日初次就诊时，患者由儿子搀扶的痛苦表情给我们留下深刻印象。家人诉患者右肺恶性肿瘤伴多发转移病史，曾因双侧胸腔积液住院引流，症状明显缓解，于1月8日出院。但近日复查双侧胸腔积液增加，以咳嗽胸闷、胁肋部疼痛、咳时更甚，呼吸欠畅为主。伴腹痛腹胀平卧时明显，纳差，胃脘胀闷，食入为甚，恶心欲吐，口干不思饮，口苦，寐差，入睡困难，神疲，二便调，平素情绪急躁。诊其舌红苔薄腻，脉细。

"胸腔积液？"我脑海里马上想到中医学的"悬饮"。张仲景《金匮要略·痰饮咳嗽病脉证并治》云："饮后水流在胁下，咳唾引痛，谓之悬饮。"可见悬饮是饮邪停留胁肋部而见咳唾引痛的病证，曾在《方剂学》中学过十枣汤治悬饮，是否可以用呢？

正迟疑着，只见老师处方如下：党参15g，干姜10g，炒白术10g，川黄连6g，吴茱萸3g，红枣6g，葶苈子30g，生麦芽 30g，首乌藤 30g，炙甘草 6g。7 剂，每日 1 剂，每日 2 次温服。同时，患者强烈要求针刺治疗，但老师安慰道："不要着急，先内在调理后再配合针刺，效果更好。"

1 周后，患者诉咳嗽基本已愈，恶心欲呕未作，胸闷、腹痛腹胀已除，纳食增进，精神增强。但左侧卧位时，仍感胁肋部刺痛，寐差，流鼻涕、带有血丝，二便调，舌脉同前。老师改苓桂术甘汤合葶苈大枣泻肺汤、颠倒木金散加减治之，并配合针刺治疗，处方由右尺泽、左太冲、左阴陵泉、左太溪、右少商、右三阴交、左支沟组成，每周 2～3 次，每次留针 30 分钟。

2 个月后，患者自觉胁肋部疼痛已愈，余症均改善，复查彩超显示：右侧仅见少量胸腔积液。老师嘱患者需要坚持治疗。

综观此案，获效显著，老师的治疗思路是什么呢？

老师说，其实这是个很棘手的疾病，我们治疗的目标希望通过改善症状，逐步提高患者的生存质量，这也是中医的优势。其原发病在肺，但与其他脏腑密切相关，如何下手至关重要。

首先，我想大家看到"悬饮"，一定会想到逐水迅猛的十枣汤，该方主要针对悬饮实证，但这里能用吗？不能！患者目前的情况显然是以虚为主，根据《慎斋遗书》曰："诸病不愈，必寻到脾胃之中。"何况患者的脾胃症状突出，如恶心欲吐，纳差，胃脘胀闷，食入为甚等。金元四大家之一李东垣《脾胃论》曰："内伤脾胃，百病由生；治脾胃，即所以安五脏；善治病者，尤在调理脾胃。"补益中焦脾胃乃首选之法，故以理中汤、左金丸作为先锋方。

第二，胸腔积液属"悬饮"的范畴，中医学认为，悬饮乃阳虚阴盛、虚实夹杂之证，其属阴邪，非阳不运。一旦脾胃健运正常，当以治本为主，这就是方随证变。张仲景在《金匮要略》中提出"病痰饮者，当以温药和之。""心下有痰饮，胸胁支满，目眩，苓桂术甘汤主之。"因此在脾胃功能稍有起色后，守"温阳化饮、健脾利湿"针药并用恒以治之，获效可见，但后续的治疗仍应在把握整体的基础上辨证论治。

那么针灸处方的含义是什么呢？

方由右尺泽、右太冲、左阴陵泉、左太溪、右少商、右三阴交、左支沟组成。其中以右尺泽、左太冲为君，上下、左右相配，取其"左肝右肺"之意。而尺泽乃手太阴肺经之合穴、属水，行宣肺利水之功；太冲为肝经之原穴，肝主疏泄，有行气之效，两穴合用共达理气化水。正如《济生方》曰："人之气道，贵乎顺，顺则津液流通，决无痰饮之患，调摄失宜，气道闭塞，水饮停膈。"

右少商、左阴陵泉、左太溪为臣，具有宣上、畅中、渗下之能，肺为水之上源、脾乃健运水湿、肾为水脏，分消水湿，使水湿有出路。肺经井穴少商属木，助尺泽宣肺利水；脾经合穴阴陵泉属水，具有健脾阳以利水湿；肾经原穴太溪，温肾阳以助渗下之力。

当针刺佐使之穴三阴交、支沟时，老师问道："大家记不记得，我们临床常用的活血行水化痰的对穴是间使和支沟，而此处不用间使，而换成三阴交与支沟相配，有什么意义呢？"

老师又说，"别忘了这可是一位面色黧黑的肺癌患者，其正气必虚，此处补三阴交不仅健脾利水、又能补养气血，还可兼顾疏肝益肾，有助于扶正祛邪；与手少阳三焦经之支沟穴上下相配，以达扶正祛邪利水之功。诸穴君臣佐使祛邪而不伤正、补益而不碍邪，正切中病机之核心。"

难怪老师常常说，一个好的临床中医应具备"手中无剑而心中有剑"的底蕴。如何才能做到呢？告诉我们平时必须不断学习，练就各方面的临床技能。

老师点评

临床实践证明，充分发挥中医学整体观念和辨证论治优势是提高肿瘤患者生存质量的可行之路。以法类方，以法释方是中医学的特色。中医处方如同一支组织精良、步调一致、火力集中的部队，目的是提高治病之疗效。针灸亦不例外，遵循着理法方穴术的系统法则。

17. 从奇经论治感冒反复发作

石颖　2017年10月14日　星期六　晴

《素问·生气通天论》云："阳气者，若天与日，失其所，则折寿而不彰，故天运当以日光明。是故阳因而上，卫外者也。"记得学习《黄帝内经》这句话时只知道强调了阳气的重要性，并没明白阳气与卫外功能之间的关系。但是在跟师学习中看到老师诊治这个案例时，终于理解了"是故阳因而上，

一、呼吸系统疾病

卫外者也"的真正含义，体会到了经典在临床的运用价值。

记得 2017 年 9 月 23 日门诊来了一位面色晦暗、眶周发黑、神情略显疲惫的中年女子，年龄在五旬上下。自诉是老病号，长期以来，恶风畏寒严重到夏天外出都必须戴帽子、围围巾，以致被朋友视为"怪人"，否则稍有不慎则感冒反复发作。退休后经老师中药、针刺连续治疗后，体质明显好转，现在出门再也不用将头颈部裹得严严实实了，所以常常高兴地说，"我正常了"。

患者近日感冒，缘于昨日着凉。刻下：鼻塞、打喷嚏，咽喉痒、夜间为甚。近期伴畏寒怕风，背部酸痛，易疲劳，寐差、欠酣、多于凌晨三点易醒，纳食尚可，偶咳甚时小便出，大便日行 1 次、质成形，手背部痒。诊其舌淡红、边齿痕、苔薄白，脉沉。绝经已两年余。

只见老师处以 7 剂阳和汤加首乌藤、干地龙。阳和汤主治以阳虚血弱为本、寒凝痰滞为标，通过温阳气、补营血以治其本，散寒邪、化痰浊、通凝滞以治其标。

因为患者要求继续针刺治疗，老师同意后准备施治时，对我们说："针对这个患者，必须选用阳四针。"只见，老师嘱患者取正坐位，头微前倾，选取大椎穴针刺后留针，针刺风府 0.5 寸得气后不留针，紧接着针刺双侧风池穴留针，即所谓"阳四针"。配合四肢部腧穴，如左外关、申脉、太冲、右列缺、三阴交。

我很好奇，患者感冒症状不严重，仅有上呼吸道的表现，一般情况稍作休息调理即可，老师为什么采取针药并治？治疗的思路是什么呢？

老师告诉我们，如果一般的患者这种情况，问题不大，但这是个素体阳虚之人，如果不及时介入，往往缠绵难愈或反复不已。从现代医学角度来看，患者属于免疫功能低下。

服药1周后，患者诉畏寒症状明显改善，鼻塞、咽痒作咳均有减轻。但自觉喉中有痰，色白质黏，汗自出。经细问得知，近日家事繁重，又带孙子过于劳累，情绪较抑郁。诊其舌淡、苔白、边齿痕，脉沉弦。老师在原方基础上去地龙，加防风、乌梅以祛风收涩；针刺处方去列缺、三阴交，加右侧太溪金水相生、间使化痰行瘀。并嘱其心情放松，注意休息。

7剂药后，患者诉诸症均明显改善，寐增进，精神转佳，情绪较平和。查其舌淡苔白边齿痕，脉沉滑。老师结合舌脉症，予参附汤合桂枝甘草龙骨牡蛎汤化裁温养心肾以收尾；针刺处方施以原方去间使，加右侧尺泽润肺通脉，左侧足三里健中补土平五脏。

综观此案，感冒在现代医学又称为上呼吸道感染，简称上感，是呼吸系统最常见的一种疾病，常因受凉、淋雨、气候突变、过度疲劳等因素导致全身或呼吸道局部防御功能降低而诱发。多呈自限性，一般5~7天后可痊愈，最多两周左右，但对于老幼体弱、免疫功能低下或有慢性呼吸道疾病病史的患者，常易重感或迁延难愈。

清代医家叶天士认为"至虚之处便是容邪之处"，综合患者脉症，阳气亏虚是感冒反复发作之源，其乃发病之本，故认识到阳气与卫气的固护功能密切相关。临床针对这种情况，老师采取治本为先的方法，可保护机体、截断疾病的发展。所以治疗上，老师从奇经八脉入手，以求事半功倍之效。起手便用阳和汤，古语有此方"犹如离照当空，阴霾四散"，其中鹿角胶入督脉以生精补髓、养血温阳，正契合阳虚之证。同时，围绕病机，制定针刺处方，两种方法协同共治，达温阳、通阳、补虚、护卫之效。

针刺处方由"阳四针，左外关、申脉、太冲，右列缺或尺泽、太溪或三阴交"组成，其中阳四针为主穴，由督脉之大椎、风府和左右风池组成，穴均居于上，督脉乃"阳脉之海"，少阳属木，有升清之功，正体现"阳因而上"之意；配合八脉交会穴之申脉通阳跷、外关通阳维，阳跷脉、阳维脉分别维护左右及在表之诸阳，与大椎共同调动奇经八脉的阳气以护表，正如元代窦汉卿《标幽赋》有云："阳跷、阳维并督带，主肩背腰腿在表之病。"以上诸穴温阳护卫、散寒驱邪。

左太冲配右列缺或尺泽，左升右降以调畅气机，正是"左右者，阴阳之道路也"。足厥阴肝经穴之原穴、输穴太冲，疏泄气机；而列缺或尺泽，一属木一属水，均可舒展木气之能，展曲直之功，故气机通畅，则阳气展放输布，正气可来复，即所谓"正气存内，邪不可干"。足少阴肾经之原穴太溪或足太阴脾经之三阴交，阴中求阳，使其阴阳生化无穷也。诸穴相配君臣佐使，上下左右，共成四象，通过以调动奇经八脉之实，协理人体气机之能，振奋一身阳气，乃契合阳虚易感之证，甚为妙哉。

跟踪整理此案的过程中，我对反复发作感冒的诊治有了新的认识，对经典有了更深的理解，身临其境地享受到了在临床学习理论的乐趣。

《黄帝内经》曰："正气存内，邪不可干。"明确强调正气对人体的重要性。人体的阴精、阳气均属正气的范畴，根据个体差异辨别正气不足之处，有针对性提高人体正气是预防感冒发作的不二法门。

18. 柴胡桂枝汤巧治外感后诸症

侯海平　2018年4月14日　星期六　阴

今天门诊来了一位49岁的女患者，看上去愁眉苦脸，精神倦怠，由其子陪同前来就诊。自诉近1月来感冒咳嗽反复发作，现感冒已愈，但全身乏力酸痛，尤以颈肩背为甚，伴有恶寒发热，晨起头痛、头晕，心烦易躁，恶心欲呕，口苦、午时明显，口干思饮，纳可，寐欠佳，眠浅易醒、醒后尚能入睡，夜间12点盗汗明显，大便日行2~3次，时伴腹痛，质成形。至今已绝经两年余。其子诉曾就诊多家三甲综合性医院，全身检查均未见异常，服抗生素、抗病毒药等无效，经人介绍欲寻求中医调理。诊其舌红衬紫，边齿痕、中有裂纹，苔中后薄白腻，脉弦。

针对这样一个症状繁杂的患者，正想着我们该如何下手呢，只见老师处方：柴胡30g，黄芩6g，法半夏10g，干姜 10g，党参 15g，红枣 6g，炙甘草 6g，浮小麦 30g，桂枝 10g，白芍 10g。7 剂，每日 1 剂，每日 2 次温服。嘱患者忌食辛辣、生冷油腻之品，保持心情舒畅。

老师说："对于这样一个表里、虚实夹杂证的病案，大家可以先将症状梳理分类，就可以发现这是个太阳与少阳合病证，《伤寒论》有一条：'伤寒六七日，发热微恶寒，肢节烦痛，微呕，心下支结，外证未去者，柴胡桂枝汤主之。'所以这就是我们的治疗依据。"

细思此案，患者正处"女子……七七任脉虚，太冲脉衰少，天癸竭，地道不通，故形坏而无子也"。素体本虚，加之感冒反复发作，正气不足，邪气留恋于表里之间，营卫不和，卫外功能失健，故见恶寒发热；足太阳经循于人体颈项背腰部、足少阳经循行于身体的两侧，邪郁太阳、少阳经脉，故见颈项及肩背部酸痛；少阳枢机不利，阳气内郁，不得宣泄则心烦易怒，夜间盗汗；气血不足，髓窍失养，故头晕头痛，寐欠佳；胆失疏泄，郁而化热，胆热上腾则口苦、口干，胃气上逆，则恶心欲呕；邪气阻于中焦，滞于脉络，气机不畅，故时有腹痛；脉弦为少阳枢机不利之证。

可见太阳与少阳两经同病，治当两经兼顾。柴胡桂枝汤正是《伤寒论》中治疗太阳和少阳并病之方，由小柴胡汤合桂枝汤各半量而组成，既具小柴胡汤解郁利枢之功，又兼桂枝汤调和营卫、调理气血阴阳之能。另方中重用浮小麦，一是为固表止汗，二是与甘草、红枣合成甘麦大枣汤之意，正如《素问·脏气法时论》云："肝苦急，急食甘以缓之。"《灵枢·五味》曰："心病者，宜食麦。"

老师处方用药面面俱到，常常效如桴鼓，更佩服老师运用经方如此得心应手，是我们学习的榜样，期待患者下次就诊时的反馈。

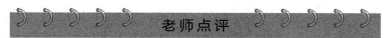

老师点评

感冒易愈，但因个体差异不同，感冒后诸症往往缠绵难解。中医临床针对症状表现错综复杂的病证，从抓病机入手，正是体现中医学辨证论治的优势。

19. 小柴胡汤治感冒后低热不退

卢慧蓉　2018年3月10日　星期六　晴

低热是指体温较正常升高 0.3～0.5℃，一般不超过38℃的一种临床表现，其病因广泛，大抵可分为感染性发热和非感染性发热。当然还有"不明原因低热"，在治疗上颇为棘手。近期在临床跟师学习时见到多例因流感后低热不退的老年患者。

2018年2月13日周二上午，一患者一进诊室就高兴地说："主任，太好了，您的一剂药吃了一次，当天晚上就不发热了，一直到现在都好好的，我还是将中药吃完了，恶心欲吐也没了、胃口好多了、睡觉沉了、精神头也足了，没想到中医这么有效！"看到患者兴奋的样子，完全与当时就诊时判若两人，我们都感到很自豪。

记得5天前，2月8日周四上午，一位71岁的女患者来诊，看上去精神倦怠不堪，听其言语声音低微。自诉低热不退已有5天，体温波动在37.5～38℃之间，夜间为甚，缘于感冒。口服抗生素、抗病毒等西药均未退，经他人介绍前来就诊。刻下：恶心欲呕、纳欠香，咽痛、烧灼感，咽痒作咳，无痰，鼻塞，流涕，恶寒时作，大便正常，寐欠佳、以入睡困难为主。舌紫苔薄腻，脉弦细。

当时就这样一个既有表证又有里证的病案，我们感觉一片茫然，不知该如何下手。

看出我们的疑惑，老师说："第一，中医学对发热的认识可追溯到《黄帝内经》时代，如《素问·调经论》曰：'阳虚则外寒，阴虚则内热。'后世医家亦多有所发挥，如金元四大家朱丹溪创立了'滋阴降火'法，李东垣创立了'甘温除热'法等；第二，张仲景在《伤寒论》中明确提出瘥后病，即伤寒病后发热的概念，主要表现是低热，治疗思路很清楚，告诉我们治疗有三，分别根据脉象不同选择不同的处方，大家学过，好好复习一下。"

只见老师予5剂小柴胡汤加牛蒡子10g，僵蚕10g，蝉蜕5g，并嘱其清淡饮食、多喝温水、多休息，避免重感。

没想到服药后效果如此明显，让我们见识到了经方的魅力！

细思此案患者本就年老体弱，外感之后，更致气血虚损，正所谓"邪之所凑，其气必虚"。正虚于内，无力祛邪于外，正邪纷争于表里之间，故见低热不退；因夜半卫气入里，邪气独居于外则夜甚；邪郁少阳，胆火内郁化热，客于咽喉，则咽痛、烧灼感；胆热犯脾，故纳欠香；胃气上泛，则恶心欲呕；邪扰心神，故寐差；外邪束表，侵犯肺卫，故见鼻塞、恶寒等症；脉弦为少阳枢机不利之证。

根据《伤寒论》云："血弱气尽，腠理开，邪气因入，与正气相搏，结于胁下。正邪纷争，往来寒热，休作有时，嘿嘿不欲饮食，脏腑相连，其痛必下，邪高痛下，故使呕也……小柴胡汤主之。"老师以小柴胡汤为主方，其中僵蚕与蝉蜕是国医大师朱良春教授的常用药对，既可清化热毒，又能发散透表。全方正中病机，标本兼顾，故效如桴鼓。

临床案例让我们真正体会到老师常常强调"读经典"的重要性。

老师点评

体质不同，病后的表现不同，体虚之人，必致邪气留恋，中医学扶正祛邪法充分体现了标本兼治的思路，可见中医治疗流感后低热具有优势。

20. 调枢机补脾基治术后发热证

卢维煜　2016 年 10 月 27 日　星期四　晴

发热是临床常见症状之一，可见于现代医学感染性或非感染性疾病。中医根据病因来源不同，有外感发热与内伤发热之分。临床跟诊发现，老师善于抓主症，审症求因，辨证施治，体现了中医学同病异治的思想。

记得 2016 年 4 月 30 日门诊来了一位由家属搀扶、脚步缓慢的中年女患者，望其面色㿠白，神色倦怠，听其说话语声低微，一看就是病情较重的感觉，不由得让我留意了起来。

听家属描述，患者 10 天前刚从省城某医院出院，住院期间曾行主动脉夹层支架植入术。近 1 周以来反复发热，体温在 38℃左右，最高达 38.8℃，经服西药及中成药未效。今晨体温 38.2℃，伴明显畏寒、汗出，纳食欠佳，寐差以醒后不能复睡、梦多为主，每晚口服安定方能安睡 4 小时，大便近 3 日未下，腹部胀闷，矢气多，舌色紫、边有齿痕、中有裂纹、苔黄腻厚，脉细弦。

窃思"既有发热，又有畏寒"，根据中医学"有一份恶寒，便有一份表证"的说法，应该考虑外感发热，当以发散表邪为法吧。

"发热的辨证首先分清外感还是内伤，但必须注意的是发热与畏寒相伴一定是表证的外感发热吗？"老师问，"那么外感发热除了这两个主要的症状外，还有什么兼症？对照《伤寒论》太阳病篇，再看看这个患者的脉症是否符合？"

听老师这么说，翻开《伤寒论》太阳病提纲"太阳之为病，脉浮，头项强痛而恶寒"，看来这个发热还真不是外感发热，那么内伤发热怎么辨治呢？见老师处方：柴胡 20g，黄芩 10g，法半夏 10g，干姜 6g，党参 15g，大枣 6g，茯神 15g，青皮、陈皮各 10g，生白术 30g，益母草 30g，首乌藤 30g，炙甘草 6g。6 剂，每日 1 剂，每日 2 次温服。并嘱其避免感冒、忌生冷油腻之品。

这不是小柴胡汤与四君子汤加味吗！

小柴胡汤是《伤寒论》的经典名方，是治少阳证的主方。中医学认为，少阳为人体半表半里之枢纽，乃气机出入的重要门户，起沟通表里的作用。而四君子汤出自宋代《太平惠民和剂局方》，清代医家张璐《张氏医通》云："气虚者，补之以甘，参、术、苓、草，甘温益胃，有健运之功，具冲和之德，故为君子。"

1周后复诊，患者高兴地说："太好了，吃药后体温逐渐下降，第三天体温就正常了，人也感觉舒服多了，晚上做梦少了、睡眠也逐步改善了，精神明显好转，大便每天都有1次，肚子不胀了。"观其神色、声音与上次大不同。家属也说："本来做完手术整天心情抑郁，现在情绪好多了。主任，您一定得给她调理一段时间。"视其仍舌紫、边有齿痕，但苔黄腻厚变薄白腻，脉细滑。

老师认为，药后患者肝郁得畅、痰凝得减、枢机得利，可仍气血亏虚、痰湿阻滞，故拟补中益气汤化裁治之。后随访至今，该患者再无发热。

内伤发热该如何辨治？

老师说，内伤发热有实有虚，实则泻之、虚则补之。但临床观察发现，慢性病后发热或长期低热不退之内伤发热，多属虚实夹杂证，以补虚泻实治之。以这个患者为例，一是其发热缘于主动脉夹层支架植入术后，术后体虚是肯定的。二是我们不要忘了中医学五行对脏腑之间关系的影响。如患者心病日久，子病及母，则肝郁不畅；肝木克土，致脾不运化，可见其脉症均为心、肝、脾功能失调所致。老师用小柴胡汤与四君子汤合之，正契合其病机，以疏肝、健脾、调心治之，补虚为主、泻实为辅，拿捏恰当，故效果显著。

老师点评

内伤发热病因多不单纯，术后发热属其中之一。如何在兼顾基础病的同时，抓准病机是治法处方的前提。在中医学整体观念的指导下，通过四诊合参，制定了重基础以夯实后天之本、调枢机以通透表里为法则，凸显了中医学辨证论治的优势，临床经方时方合用确有疗效。

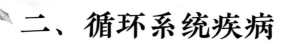

二、循环系统疾病

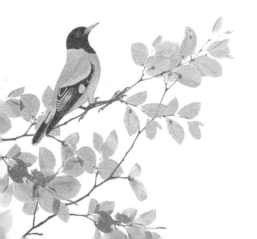

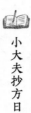

1. 妙用经方治胸痛

卢维煜　2016年11月6日　星期日　晴

　　胸痛是以胸前区疼痛、胀闷不舒为主症的疾病，中医学称之为"胸痹"。

　　2016年10月13日，一位面孔熟悉的女患者走进诊室，一看正是曾因术后发热不退经治而愈的那位患者。自诉可能由于天气突然变冷，本周以来胸部阵发性抽痛，非常不适，自行服用丹参滴丸，症状未见改善。刻下：神疲乏力、活动后加重，纳可，大便溏薄、日行1次，寐欠酣，舌红暗、中裂纹、边稍齿痕、苔薄腻，脉沉细。查：血压145/90mmHg。

　　心想，胸痹之"痹"乃痹阻不通也。中西医结合研究表明，活血化瘀法治疗冠心病等心脏疾患取得满意疗效。中医学亦认为，心主血脉，根据"不通则痛"或"不荣则痛"的理论，胸痛理当活血或养血以化瘀止痛。窃喜之时，却见老师处方：茯神15g，杏仁、桃仁各10g，炙甘草6g，青皮、陈皮各30g，枳壳10g，丹参30g，生姜7大片（自备）。7剂，每日1剂，分2次温服。并嘱患者避寒就温，忌饮食生冷之品，保持乐观心情。

　　奇怪？让我惊讶的是整个处方除丹参外，再无活血或养血之品，而是以行气化痰为主，为什么呢？

老师看着我们，笑着说："是不是不理解呀？背一下张仲景《金匮要略·胸痹心痛短气病脉证治》条文！"我们都低着头，默不吭声。"胸痹，胸中气塞、短气，茯苓杏仁甘草汤主之，橘枳姜汤亦主之。"老师顺口说了出来，"这是不是符合张仲景说的呀？让我们看看复诊的反应吧。"

是呀，临床疗效就是硬道理。

今天看见患者笑容满面地走进来，果不其然，如老师所言，患者兴奋地说，"两周来胸痛一次未发，精神大振，血压也降了，在家自测血压（135～140）/（85～80）mmHg。"

没想到经方疗效竟然如此神奇！

看来胸痛并不都是血瘀或血虚引起的，临床鲜活的案例让我再一次认识到思维定式有时是有误差的。那么老师又是怎么辨证的呢？

老师告诉我们，胸乃清虚冲和之地，清阳所在，不耐浊阴逆犯，如阴贼横逆，宫城填塞，君主失守，则致胸痹由生。中焦为人体升降之枢纽，脾升胃降，如中焦失调，则土湿胃逆，痰浊上犯，肺降不利，正如"脾为生痰之源，肺为贮痰之器"，可见胸中痹阻，导致气塞、短气、胸痛等症。

张仲景之茯苓杏仁甘草汤中杏仁利气而破壅，苓、甘补土而化湿。橘枳生姜汤中橘皮破凝而开郁，枳、姜泻满而降浊也，正如清代医家程云来说："气塞短气，非辛温之药不足以行之，橘皮、枳实、生姜辛温同为下气药也。"

值得一提的是，老师处方中青皮、陈皮各用30g，意在"治痰当以治气为先"，如一石冲开井底天，借其大力激荡，一鼓作气，使痰浊无藏身之处，故胸中之地空虚通透，胸痹自然消失。

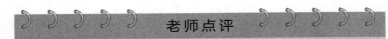

老师点评

胸痛是心血管疾病的常见症状之一，中医学称之为"胸痹"，首见于《黄帝内经》，如《灵枢·本脏》云："肺大则多饮，善病胸痹、喉痹、逆气。"可见春秋战国年代，人们已经认识到饮邪痹阻胸中是胸痹的主要病机，医圣张仲景在《黄帝内经》的基础上，完善了胸痹的理法方药，为后世留下了宝贵的财富，值得我们后学者继承和弘扬。

2. 通阳宣痹妙针胸痹

何明华　2016 年 12 月 3 日　星期六　晴

今天上午，一位来复诊的老奶奶一进门就高兴地说："教授，太感谢您了，那天针刺完后，马上就感觉呼吸顺畅多了，胸闷堵塞感明显减轻了，这几天睡觉也不会那么容易醒了。"老师说："那还得坚持治疗一段时间，病去如抽丝呀。""我会的。"她急忙回答，"真没想到针刺也可以治疗我这个病。"

记得 1 周前老太太来时满脸苦闷，眉头紧锁，开口就说："教授，我胸口非常的闷，总感觉喘不过气来，心很慌，变天时更明显，都十多年了，到医院也没查出什么问题，到处看也没看好，我是朋友介绍来的。"经细问病史、详查舌脉，老师诊断其为痰瘀互阻之胸痹。当时建议针刺治疗时，患者还抱着质疑的态度。

现在我不禁感叹，针刺的效果如此明显，便请教老师针刺治疗究竟妙在何处？

老师说，中医治病讲究理法方药（穴），所以首先弄清楚胸痹的发病机理是什么。"胸痹"是张仲景在《金匮要略》中提出的，以胸部闷痛为主症，轻者仅感胸闷如窒、呼吸欠畅，重者可心痛彻背，背痛彻心。其病位在胸，内含心、肺，但与肝、脾、肾关系密切，病性多为本虚标实。本虚以气虚、阳虚为主，标实以血瘀、痰浊多见，所以心阳不振导致痰瘀痹阻心脉是病机关键。

第二，根据胸痹的病机，我们拟以通阳宣痹、豁痰化瘀为法。根据治法，制定相应的针刺处方，其由左大陵、右间使、左公孙、右少商、左太冲、右太溪、左足三里七个穴位组成，符合"地二生火，天七成之"之含义，正切中心阳不振、痰瘀阻滞之病机。

第三，处方左右上下配伍，君臣佐使作用到位。大陵、间使与公孙上下配伍为君。其中大陵穴是手厥阴心包经的原穴、输穴，属土。"左阳右阴"取其左以补益心气、振奋心阳；同属心包经的间使穴乃扁鹊十三鬼穴之一，取之可活血化瘀以通痹；公孙穴为足太阴脾经之络穴，通冲脉。冲脉乃十二经脉气血会聚的要冲。血不利则为水，痰以水为本，因湿而动，故取其左重在健脾阳而利痰湿。三穴合之则振奋阳气以化痰祛瘀。

少商与太冲上下相配共为臣。少商穴为肺经井穴，属木，肺主气，太冲穴为肝经原穴，肝主疏泄。取左少商、右太冲，乃"左肝右肺""左升右降"，形成胸部的小循环，以行气之力推动血和津液之运行，正是"治痰治瘀当以治气为先"，气行则痰消瘀化。

太溪与足三里先后天相配共为佐使。太溪穴为肾经的原穴，"秋冬养阴"故取其右以滋肾水而养肝阴，肝体阴而用阳，以助肝升肺降之力；取足三里之左一是重在补土以健脾胃，佐助公孙之意，二是补后天以养先天，先天足则心阳振。所以全方紧密相扣，功效突出。

听了老师的话，深感临证如临阵，用穴如用兵，兵不在多在于勇，穴不在多在于精，难怪临床疗效明显！

老师点评

以象数思想指导针刺处方是临床常用的思路。根据胸痹之病因病机，结合"地二生火，天七成之"，以七穴为方，左右上下相配，君臣佐使共力以调气机之升降出入，使气血调和则胸中痹通而愈。

3. 理气活血法治慢性心系病

苏育铃　2017 年 8 月 7 日　星期一　晴

2017 年 7 月 4 日门诊，一位步履蹒跚的七旬老大爷在家人的搀扶下走进诊室，只见他面色晦暗，精神萎靡。家人诉慢性心力衰竭反复发作两年余，多次住院治疗，此次刚出院

10天。因胸闷气喘明显、行动后加重而前来求治。刻下：下肢肿胀、按之凹陷、行走无力、午后更甚，少气懒言，口干，但因水肿自控进水量，纳少，大便2～3日1行、色黑，寐安。诊其舌暗红、有明显瘀斑、苔薄腻，脉沉滑。

我想，慢性心力衰竭中医怎么看，应该如何治疗呢。

老师说，慢性心力衰竭属中医学心系病之范畴，临床以悸、喘、肿为主症。早在《黄帝内经》中就有论述，如《素问·举痛论》曰："劳则喘息汗出，外内皆越，故气耗矣。"后世医家又有诸多阐述，《诸病源候论》云："心主血脉，而气血通荣脏腑，遍循经络……心统领诸脏，其劳伤不足，则令惊悸，恍惚，是心气虚也。"揭示慢性心衰的病机以心气虚为本，但根据临床表现，有气滞、水湿、血瘀之不同，可见慢性心力衰竭病因复杂，虽病位在心，但五脏均有涉及，病机以虚实夹杂、本虚标实证多见。根据疾病不同阶段的表现，中医学以辨证为本，随证论治，需要一个长期治疗的过程。

只见老师在茯苓杏仁甘草汤合橘枳姜汤的基础上，加苦降肺气之葶苈子30g、活血利水之益母草100g（煎汤代水）以治之。告诉患者清淡饮食、忌生冷油腻之品。

为什么呢？行气化湿活血之中何不补益心气？

服药1周后，患者自诉胸闷、气喘日见好转，下肢水肿减退，大便通畅、日行1次，自感轻松许多。诊其舌脉同上，老师效不更方，因患者行动不便，嘱其坚持服用2周。

"抓主症不仅是辨证的关键，而且还是中医诊断的依据。"老师说，"张仲景在《金匮要略·胸痹心痛短气病脉证治》已经告诉了我们'胸痹，胸中气塞、短气，茯苓杏仁甘草汤主之，橘枳姜汤亦主之。'这就是我用这两个方的原因，后世医家对此有很多论述，你们可以结合案例学习经典。"

经查文献发现，清代著作《医宗金鉴》有："胸为气海，若阴邪干之则化水，水性气阂，故令胸中气塞短气，不足以息，水盛气者，则息促，主以茯苓杏仁甘草汤，以利其水，水利则气顺矣；气盛水者，则痞塞，主以橘皮枳实生姜汤，以开其气，气开则痞通矣。"与张仲景所述不谋而合。

"益母草煎汤代水"治疗水肿是老师继承国医大师朱良春教授经验临床常用的一种方法，体现了"血不利则为水"的机理，此案患者舌暗红、伴明显瘀斑正是瘀血阻络的表现。

期待全过程地跟踪观察此案，并学习老师的诊治思路。

老师点评

把握疾病的核心病机固然重要，但根据疾病不同阶段的主要矛盾制定相应的治疗方案，是中医学辨证论治原则下灵活性的体现，正如中医学有"急则治其标，缓则治其本"的治则。

4. 三才巧解"身体晃动"之疑

徐玲英　范昕艺　2017 年 3 月 4 日　星期六　阴

今天天气有点阴沉，但依旧温暖。如同往常一样门诊仍然有很多患者。那个我们记忆深刻的男性患者照旧来复诊了，之所以记得清楚是因为患者的症状太特别。不过这次一来就说症状明显减轻，睡眠有好转，精神状态不错。看到他喜悦的笑脸，我们都欣喜地看着老师，心里默默为中医点赞。

记得1个月前第一次见到他的情景，虽才年逾四旬，但他满脸愁苦，面色晦暗。自诉最困扰他的两个问题：一是身体会随着心脏的搏动而晃动已半年余，而且平卧时尤甚，以致影响睡眠，凌晨2点易醒；二是自觉心中悸动、惊惕不安。其余伴夜间口干思饮，情绪易焦虑烦躁、神疲乏力，纳可，二便调。查舌暗红、有明显裂纹、苔薄，脉细弦数。

令他惶恐的是，不知道自己究竟得了什么病。但多次做心电图、心脏彩超、心脏平板试验、甲状腺功能等检查均未发现异常。

"身体晃动"这么奇怪的症状，实在是闻所未闻，我想难道属于风证范畴，因《黄帝内经》有"诸风掉眩，皆属于肝"之说，那从肝论治，用镇肝息风汤行吗？

老师说："分析这个症状注意两点：一是症状的关键与夜间躺下有关。在《黄帝内经》中提到'肝藏血，人卧则血归于肝'，这就是告诉我们，夜晚血归于肝不仅是人体的需要，也是肝的生理功能的表现。中医学认为，肝体阴而用阳，正是有阴血的滋养，肝阳才得以制约，故夜寐而静。二是患者的年龄。《黄帝内经》云：'丈夫五八，肾气衰。'意思是男子40岁，肾气不足，肝肾同源，肝阴匮乏，导致肝血不足，肝阳不受制约，则有'身体晃动'的感觉，如此肯定影响睡眠。当然，这里的'肝之阴血亏虚'与其他脏腑都有关，何况还有一个主症'心悸'呢，你们再仔细想想。"

老师总是启发我们去思考。是的，第二大主症"心中悸动、惊惕不安"的机理呢？俗话说："不怕生病，就怕不知道生了什么病。"确实，在老师仔细的问诊中，还得知患者有神经衰弱病史，曾于当地某精神病专科医院治疗过一段时间，却收效甚微。难道心悸之症与心理因素相关？但从中医学来看属于"心悸"的范畴，那么病机是心气不足，还是热扰心神？其与无法定名的"身体晃动"这一症状有什么联系呢？

在我们还冥思苦想的时候，只见老师开出处方：天门冬15g，生地黄 15g，党参 15g，三七粉 3g（冲服），丹参 30g，首乌藤 30g，合欢皮 15g，麦芽 30g，百合 15g。每日 1 剂，每日 2 次温服。并嘱患者坚持治疗，饮食忌辛辣煎炒及烧烤之品。

咦？是老师常用的三才汤化裁，是阴血亏虚吗？为什么呢？

老师说，心主血，阴血濡养心神，阴虚血少，心火内动则扰动心神。正如《黄帝内经》曰："血气者，人之神，不可不谨养。"

我豁然开朗，确实患者正值年过四十，乃肾气始衰之时，又有神经衰弱病史，长期焦虑、失眠，耗血伤阴，肝肾之阴不足，肾不能上济于心，水火失济，心肾不交，则心火上炎，损伤心阴，引起心中悸动不安。其夜晚口干、脉细弦数符合阴血亏虚之象。

清代医家黄元御《四圣心源·神惊》记载："神发于心而交于肾，则神清而不摇，神不交精，是生惊悸，其原由于胆胃之不降。"当初看到这段话的时候只是粗粗略过，也没有认真思考其中细节，现在结合这个病案，对"神清而不摇"又有新的认识。"摇"也许不仅仅只有"扰乱"的意思，也可以表现为"动摇""摇晃"。实际上古人告诉我们，心肾不交则惊悸，与胆胃关系密切。心肾之所以相交，是由于阴升阳降，脾胃为中焦枢纽，胃为阳土主降，胆为中正之官、主疏泄，胃气不降则浊气在上，胆之疏泄不畅，则阻隔心肾相交而致心悸不定，难怪老师三才汤中加麦芽和合欢皮，前者鼓舞胃气以降浊，后者疏肝利胆以开郁。

三才汤由天门冬、生地黄、人参组成，即天、地、人，自然万物演生之大序也。记得出自《温病条辨》，其云："凡热病久入下焦，消烁真阴，必以复阴为主。其或元气亦伤，又必兼护其阳。三才汤两复阴阳，而偏于复阴为多者也。"很显然，三才汤虽可补气益阴，但主要以滋养阴液为主。处方中天门冬入手太阴、足少阴经气分，不仅能润肺，且能滋肾；生地黄入心肾二经，善补肾水真阴以清心火而神安；党参益气生津以补肺，入手太阴经气分，能通行十二经，大补肺中元气，肺朝百脉，肺气旺则四脏之气皆旺。综观全方，融益气、滋阴、养血、疏肝、和胃于一炉，使脏腑之间相互协调，以达"阳神秘藏，甘寝善记"之意。

同时，老师始终叮嘱患者，心情一定要放轻松，尽可能克服焦虑、烦躁等不良情绪，这样才利于病情的好转。正如《黄帝内经》云："恬惔虚无，真气从之，精神内守，病安从来。"

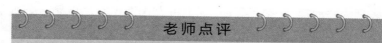

老师点评

中医学不仅注重患者的客观体征，而且还注重患者的主观感觉，这与中国传统文化"形而上"有关。病案中患者自觉"身体晃动"困扰不堪，难受之情无可名状大大影响了生活质量。中医学之"有诸内必形诸外"，根据《素问·至真要大论》曰："谨守病机，各司其属，有者求之，无者求之，盛者责之，虚者责之，必先五胜，疏其血气，令其调达，而致和平，此之谓也。"透过表象，抓病机是施治的关键。"身体晃动"与"心悸"两个症状紧密相连、相互依存，如何从不同的现象中寻联系、从经典中找依据，这也是一种学习思辨的过程。只有理明了，法则清，方则随，药则出，理法方药才能丝丝入扣。

5. 欲病救萌外治高血压前期

黄芬娜　2017 年 3 月 10 日　星期五　雨

临床上经常遇到这样一类患者，自诉头晕、头痛时有发作，尤以情绪紧张或睡眠不好时加重，平素易有神疲乏力，或情绪急躁，或失眠等症。因为有高血压家族史，心里总是惴惴不安，担心患有高血压，但测量血压通常还在正常值以内或稍微偏高，所以尚不能确诊为高血压，这是什么呢？近年来，美国医界提出一个新概念，认为这种情况属于高血压前期。

什么是高血压前期？即血压正常高值，指收缩压在120～139mmHg和（或）舒张压在80～89mmHg，或在特定气候变化或情绪波动时有所偏高，这是从理想血压到确诊高血压的过渡阶段。从现代医学来说，这类患者是不需要治疗的。然而，从中医学的角度来看，"病虽未成"却"已有征兆"，早期干预是很有必要的，正如《黄帝内经》所说"圣人不治已病治未病，不治已乱治未乱"。

当今社会，面临升学或就业及工作压力，高血压前期的亚健康患者越来越多，而且呈年轻化趋势。临床发现，根据患者的主症，多属中医学"眩晕""头痛""不寐"等范畴，辨证虽涉及五脏六腑，但主要责之于肝脾肾。脾为后天之本，主中州，化生万物；肾为先天之本，故与家族史有关；肝主疏泄，喜条畅，所以多由情志失调所致，因此老师总是对患者强调，情绪平和、心态乐观的重要性。

在继承国医大师朱良春教授的学术思想和经验的基础上，老师善用经典于临床，在整体观念指导下，辨证论治配合外治法干预高血压前期，不仅改善患者的主观症状，而且使血压保持平稳，获得满意效果。

记得曾因眼睑下垂症而求治于老师的一位老患者，年逾五十，因为近1个月头晕时作，晨起为甚，精神欠佳，监测血压波动在（135～145）/（85～90）mmHg，于是由女儿专程陪同就诊，欲求中医的方法进行调理。老师诊查之后，一是以曲池、太溪、太冲为主方针刺治之，隔日1次；二是处以足浴方，嘱其每晚睡前泡脚半小时。

2周后，患者自觉神清气爽，起床后头晕明显改善，血压平稳，保持在130/85mmHg。老师交代足浴方仍可坚持每晚1次，同时注意调整起居、饮食、情志；并监测血压的情况，如有波动，可间断性地来针刺治疗。

为什么？

老师说，一是对于这样一类患者，我们的治疗原则是"以平为期"，正如《黄帝内经》云："阴平阳秘，精神乃治。"所以先以外治法调理。针刺处方由手阳明经之合穴曲池，足少阴经之原穴、输穴太溪，足厥阴经之原穴、输穴太冲组成，体现了中医学"水土合德"的思想。所谓"水土合德"，实际上是源于古人"仰观天文、俯察地理"而对自然界的观察，从先后天卦象的方位，发现坤坎两卦同居于下，所以水得土克而生木，土得木疏而生万物。方中三穴均属五行之土，正所谓土有纳藏之性，如水无土则无以承载，木无水则无以疏泄，故达到健脾土、滋肾阴而疏肝木，正切中该病之病机。

二是足浴方为国医大师朱良春教授的经验方，由桑叶、桑枝、茺蔚子组成，三药均入肝经。桑叶、桑枝性寒，善清肝热、潜肝阳；茺蔚子辛温通络利水，而足厥阴肝经起于下，外用可直达病所，抑制肝阳上亢。现代医学研究，桑叶有降血压、改善脑部血液循环、降糖降脂、软化血管的作用；桑枝具有显著的降压、抗炎、利尿作用；茺蔚子具有通利小便的作用，三药可改善血液循环而有效降低血压。可见中、西医理论有着异曲同工之妙。

这就是中医欲病救萌的方法。当然，患者生活方式的调整很重要，正如《黄帝内经》云："食饮有节，起居有常。"

老师点评

　　高血压前期虽是个新的概念，但却是一个警示，如何抓住机遇，防患于未然对医患都是个挑战。中医学治未病思想源远流长，如《素问·四气调神大论》云："是故圣人不治已病治未病，不治已乱治未乱，此之谓也。大病已成而后治之，譬犹渴而穿井，斗而铸兵，不亦晚乎。"可见未病先防至关重要，但总体以辨证为纲，以和为贵，达到阴阳平和的目的。

二、循环系统疾病

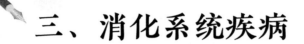

三、消化系统疾病

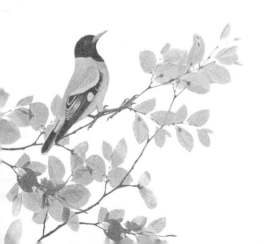

1. 从肺肾论治成人流涎症

温玲　　2017年3月9日　　星期四　　晴

　　流涎也就是流口水，指唾液分泌太多而自行流出口外的病症，多见于婴幼儿时期。但由于身体机能的改变，成年人也可能出现这个症状。

　　记得有一天门诊来了一位文质彬彬的年轻人，神色不舒，他说自己最近被口水多的问题困扰不堪，有时都不好意思与人交谈，尤其是睡觉前多得厉害。同时伴有过敏性鼻炎病史，几乎每天早晨起床时被鼻痒、打喷嚏、流清涕纠缠着，特别是天气变化时情况更严重。观其舌质淡红、边有齿痕、苔薄白，诊其脉细。

　　听完患者的表述，我脑袋里立马浮现出《张氏医通》里的一句话："夫脾主涎，脾虚则不能收摄，多兼流涎。"涎为脾之液，临床宜益气健脾法治之，多用补中益气汤获效。

　　思考之时，却见老师处以7剂玉屏风散加二仙汤化裁，嘱其避风寒、忌生冷。

　　这不是老师常用于治疗过敏性鼻炎的有效处方吗，但是对流涎的效果如何呢？心里打了个问号。

　　3周后的一个门诊，这位患者一脸欣喜地前来复诊，高兴地说："主任，这个药实在是太好了，服完7剂后口水明显减少了，晨起鼻塞、流鼻涕、打喷嚏的症状也改善了很多，今天还想多开点药。"老师仔细问诊后，观其舌齿痕变浅、苔薄白腻，脉细滑。老师守前方7剂。

第三次复诊患者反映，口水多的症状已经痊愈，偶有鼻塞、流鼻涕、打喷嚏。老师根据其脉症，借其邪退正复之时，在原方的基础上，根据"久病入络"加莪术以善其后。

窃思此案，获效的机理是什么呢?

老师说，要想治好一个病，首先得明确发病的机理。该患者看似有两个不同的症状，但实际上两者存在内在的联系。中医学认为，鼻为肺之窍，患者素来肺气虚弱，卫外功能失常，致营卫失调，则过敏性鼻炎反复发作；根据五行相生相克的关系，脾为肺之母，子病及母，子弱而上累于母，终致子母肺脾皆虚，这就是中医学常说的"子盗母气"。《东医宝鉴》中说："顽涎者，脾肺所出也。"因此治疗从益气固表、通调肺窍入手，"子能令母实"则脾气亦充盛，收摄功能正常，流涎自然就治愈了。

其二，涎是水液代谢异常所产生的病理产物。水液代谢与肺脾肾三脏密切相关。肺失通调、脾失健运、肾失蒸腾，都会影响水液的代谢。因此处方中加二仙汤温肾固摄，则肺脾肾三脏共治，起效更快，收效显著。

听完老师的话，真切地体会到中医基础理论指导临床的魅力。难怪老师常常强调，万丈高楼平地起，夯实基础知识很重要。

好吧，我要看书去了。

2. 呕吐从湿治　调体重强脾

李思论　2016年8月2日　星期二　多云

　　长夏之时，湿气重，阳虚体质的人不宜食生冷油腻的食物，以防脾胃不适。

　　今天老师门诊来了一位小男孩，五官精致帅气，刚刚6岁半，已然具备了小小帅哥的雏形。但是，他面色萎黄，身形瘦小，面露苦楚，一来就趴在诊桌上。原来，他是吃坏了东西，他妈妈说已经呕吐1周了，每天吐3～4次，而且肚脐周围阵阵疼痛，甚时疼得蜷缩成一团，看起来甚是可怜。

　　从其家人的叙述中得知，几日前曾与家人一起在外就餐，虽然大家吃了相同的食物，但其他人未有不适，只有他反应强烈，回来至今已呕吐1周，当时急诊就医，给予多种西药治疗未见好转。现在，不仅饮食受到影响，而且睡眠亦不安。

中医学认为，人有多种体质，每种体质均有与其相对应的易患疾病。尽管所食的食物和所处的环境一样，但由于每个人的体质不同，食后反应也不同。

再看男孩舌淡红、苔白腻，脉滑，触其小手不温，据说平时食欲就很差。试想该患儿属阳虚体质，所以容易感受寒湿之邪。我考虑他应该是食用了生冷油腻之物，加上暑湿气候，对他来说，无异于雪上加霜，以至病发。

老师处以温胆汤合姜附丸，处方：茯神10g，法半夏10g，陈皮10g，枳壳10g，竹茹10g，炙甘草6g，制香附10g，干姜10g。3剂，嘱其家长每日1剂，少量多次温服。

窃以为，此为化湿和胃、降逆止呕之法。温胆汤方中换茯苓以茯神，是为加强安神之效，以助睡眠；枳实化裁为枳壳，以行气宽中之功，行气以化湿，行气以降逆。再合姜附丸，应是加强温通之力，同时，辛温散寒以止呕。

不知效果如何？期待下次复诊。

2天后来复诊。仅仅吃了2剂药，患儿完全变了个样子，从上次忧郁的小正太，化身为今天的顽皮小猴子了！灿烂的笑容，灵动的眼神，还有对什么都很好奇，动来动去，无不彰显他的活力！是的，看来他呕吐和腹痛的症状已经痊愈了！

据他妈妈的叙述，第1剂药服下后，呕吐就停止了，腹痛也渐渐减轻，随着呕吐和腹痛症状的消失，饮食和睡眠也正常了，精神状态也好多了，观其面色稍有缓和。据其家人描述，小男孩从小食欲差，只要稍有饮食不当，便会腹痛腹泻。所以较之其同龄人身材瘦弱、体力偏差。

这次家人带患儿复诊，想调整体质，希望孩子能够健康成长。这真是体现了父母的拳拳爱子之心呀！当然，也可以看出，这是对聪明的父母。因为，在我看来，病后调养、改善体质本就是中医学的优势，对孩子来说也是最安全有效的方法。

老师在治疗小儿疾病时，常常强调必须结合小儿的生理秉性，这也是中医学"因人制宜"思想的重要体现。小儿五脏有"三不足，二有余"的特点，即肺、脾、肾常不足，心、肝常有余，所以，针对小儿体弱、发育迟缓及病后调理等问题，老师建议家长不要盲目地食补、药补，而应该在专业医生地指导下，科学合理地进行调理。

此诊根据其舌淡红、边齿痕、苔薄腻，脉细滑等症，老师以四君子汤加味，处方如下：党参 15g，炒白术 10g，茯苓 10g，炙甘草 6g，木香 6g，砂仁 6g，三七粉 3g（冲服）。3 剂，每剂服 2 天，每日分 3~4 次温服。

窃以为，该方益气健脾，行气活血，是为扶助正气以病后防复之方。四君子汤（党参、炒白术、茯苓、炙甘草）为益气健脾的基础方，主治脾胃气虚，用在此处其意有二：一为呕吐病后，患者脾胃之气必有损伤，是以补益正气；二为患者为小儿，本就脾胃虚弱，是以固本培元。加木香、砂仁理气健脾以化湿浊，大有防止病复之效。三七粉活血化瘀，是以助病后推陈出新之意。

此案学习，深得教益，今后面对此类患者可循老师之思路。

一则，视病之标本先后之治疗。在本案中呕吐腹痛为标，脾胃气虚为本。呕吐等症发病急剧，遂先治标，标愈后，继而治本。

二则，视人之特点之治疗。根据患者年龄、性别、体质的不同，而制定适宜的治疗原则，体质不同治疗方案也不一样。

三则，理法方药须环环相扣。方证契合，才可效如桴鼓。

老师点评

彼之蜜糖，吾之砒霜，因人因时而异，病从口入首伤脾胃。尤其小儿本就脾虚肝旺，遇长夏之际，暑湿未尽，又饮食不当，则湿浊中阻、胃失和降而成病。

《黄帝内经》有"正气存内，邪不可干"之说。小儿稚阴稚阳之体，病后调理体质是治本之重、长远之计。其脾胃虚弱自当益气健脾，壮后天调体质，以防患于未然。

3. 以降为顺治呃逆

施雨　2016 年 11 月 21 日　星期一　阵雨

呃逆是临床消化道疾病常见的症状之一，现代人饮食不规律、生活压力大容易诱发消化道疾患。

2016 年 10 月 15 日周六，门诊来了一位中年男性，自诉一年来时常觉得气上冲胸，喉间呃气连连、不能自制，晨起、饭后症状加重，并伴有胸闷不适，胃脘部时有灼热感。平日纳食不香，大便日行 1～2 次，睡眠质量欠佳，多梦易醒、醒

三、消化系统疾病

后难以入睡。有慢性浅表性胃炎病史，经中西医治疗未见好转。视其舌红绛、边齿痕中裂纹，苔薄白，脉弦滑。

《黄帝内经》有云："恬惔虚无，真气从之。虚邪贼风，避之有时。"临床观察发现，呃逆多与素日饮食、情绪等有关，而现今人们饮食无度，心绪浮躁，故呃逆症在临床中也日益多见。那么中医如何辨证论治呢？

中医学认为，六腑以降为顺，正如《黄帝内经》所说六腑乃"实而不满"。胃是人体用于消化食物的场所，其气宜通降而不宜上逆。

只见老师处以 7 剂旋覆代赭汤合小陷胸汤化裁，并告诫患者保持精神舒畅，安卧早睡，饮食清淡。

老师说，根据患者气上冲胸、饭后加重、呃逆连连的主症，我们应该想到《伤寒论》161 条："伤寒发汗，若吐若下，解后，心下痞硬，噫气不除者，旋覆代赭石汤主之。"正是我们中医学所言"胃气上逆"的表现。再看患者的伴随症状，如胸闷不适、胃脘灼热、舌红、脉弦滑等，《伤寒论》在论述结胸病时有言："小结胸病，正在心下，按之则痛，脉浮滑者，小陷胸汤主之。"由此可以断定这些症状是痰热结胸导致的，所以治疗当以降逆和胃、清热化痰、宽胸散结为法。

没想到服药 3 剂后，患者再次来到门诊，他十分激动地对老师说："主任，之前吃了好多药都不见好，没想到您的药吃了以后呃逆的次数明显变少了，胸闷也好多了，真是谢谢您呀！"看着患者开心地叙述，我们更加坚定了学习中医的信心！患者又说，"我药还没吃完，想多开些带回家吃，同时希望将体质调理得好一点。"视其舌红、边齿痕，苔薄白腻，诊其脉细滑。

老师效不更方，在原方基础上稍作加减，又进7剂。嘱患者服完上次的药后，再服用此次开的药。

经过1个月的治疗，患者自诉胸闷不适已愈，呃逆、寐差等症状均有改善，其他情况均可，视其舌红、边齿痕，苔薄白，诊其脉细滑。最后老师嘱其守上方，2天服1剂，每日1次服用10天，以善其后，再作观察。

反观此案，获益良多，深有感触。

首先，老师根据脏腑的生理功能，抓住"胃以降为和"的特点治疗呃逆，正是治病必求于本的体现。

其次，老师始终以经典理论指导临床。四诊合参，以调和阴阳为本，降胃和浊为法，旋覆代赭汤合小陷胸汤为基本方，理法方药严丝合缝，自然药到病除。

最后，诊治之余，老师始终强调调养的重要性，总是给予患者生活指导。正如《黄帝内经》言："智者之养生也，必顺四时而适寒暑，和喜怒而安居处，节阴阳而调刚柔。如是则辟邪不至，长生久视。"这是老祖宗留给我们的养生"秘诀"，也是每个患者所应遵守的病后调理准则。

老师点评

因势利导是中医学重要的治疗原则之一。"胃以降为顺"，只有顺应脏腑的生理状态，才能恢复脏腑的正常功能，这正是国医大师邓铁涛教授所说"中医学是一门仁心仁术的学科"。

4. 论治营卫失调之腹胀满

黄婷婷　　2016 年 10 月 25 日　　星期二　　晴

今天一位 29 岁的男性患者前来复诊，高兴地说："吃完上次 7 剂药后，感觉好太多了。腹胀明显减轻，尤其是腹中气上冲的感觉已经不明显了，睡眠也好了，畏寒改善了，服药期间虽有大便不成形，日行 2～3 次，但从第 5 天开始大便正常了。因一直挂不上号，所以 1 周没药吃了，希望再调理一下。"

听到患者的反应，我十分好奇，老师之前开了什么方子？治疗的是怎样的患者？查看病历并细问之下，才得知该患者以腹胀满反复发作 20 年、伴气上冲胸为主诉，与饮食、天气、情绪均无关，自觉畏寒，受寒后可有视物模糊，十几分钟至半小时后缓解，伴头痛、呕吐，卧床休息后改善，易出汗，动则益甚，平素喜熬夜，纳寐尚可，大便成形，日行 1～2 次。平时情绪平稳，舌暗红夹瘀有裂纹，苔薄白，脉滑。胃镜示：慢性胃炎，HP（＋）。

只见老师守原方，即桂枝汤加生龙骨、生牡蛎、熟附子、厚朴、地鳖虫，再进 7 剂。并嘱咐患者饮食清淡、情绪平和。

桂枝汤是张仲景《伤寒论》的第一方，被誉为"群方之冠"，是治外感表虚证的常用方，此处治"腹胀满"寓意何在呢？

看到我们疑惑的眼神，手中握笔的老师说道："脾主大腹，脾生营卫，既告诉我们病位，又告诉我们机理和治疗思路。"原来老师是通过调和营卫而治疗腹胀满的。难道患者"畏寒、自汗"均是因营卫失调引起的？

那么"脾主大腹"的含义是什么呢？记得老师曾在"《伤寒论》桂枝汤及其加减汤证之临床运用"的讲座中提到《伤寒论》273条与279条是"腹满"属太阴脾病的依据。

273条："太阴之为病，腹满而吐，食不下，自利益甚，时腹自痛，若下之，必胸下结硬。"（可治以理中汤）

279条："本太阳病，医反下之，因而腹满时痛者，属太阴也，桂枝加芍药汤主之；大实痛者，桂枝加大黄汤主之。"

那么为什么都是"腹满"张仲景治疗用方截然不同呢？反复阅读之后，了然可见他们之间的区别是有无呕吐与下利。老师说，也就是病在脾脏还是在脾经的问题。

原来279条之"腹满"缘于脾之经脉而非脾之脏也，正如《灵枢·经脉》曰："足太阴脾之脉……入腹属脾。"根据中医学脾之功能，其为"仓廪之官"，气血生化之源，故可生营卫。所以调理营卫实为足太阴脾经经脉调达之本，这就是老师治疗腹满的思路。

仲景之桂枝汤虽为太阳中风表虚证之正治方，但恰是调和营卫不可或缺的妙方。其中桂枝、生姜与甘草相配，辛甘以发散卫阳，芍药、大枣与甘草相配，酸甘以化生营阴，合之共奏调和营卫之效。生龙骨、生牡蛎，取其一阳一阴交通阴阳之时，主重镇潜阳之功。熟附子温肾阳以固卫阳，走而不守以运营阴。厚朴味苦辛、性温，乃辛开苦降，以行气除满，温通宽中。因舌象暗红夹瘀，正是久病化瘀、久病入络之体现，遣地鳖虫以化瘀通络也。全方以调和营卫为中心，温阳以行气，重镇以纳气，气行则血活。

这就是经方！虽历经千年而不衰，只要辨证准确，见效极佳。真正领会到老师坚持走学经典、重经典、用经典之路的意义。

 老师点评

　　腹胀之因多种多样，毫厘之别则差之千里，仔细辨别很关键。张仲景《伤寒论》提供了大量的依据，我们必须熟悉才能灵活运用，所以经典是根，中医临床如脱离了经典的指导，如无本之木、无源之水，学习经典永远在路上。

5. 抓病机疗腹痛

刘雪兰　2016 年 11 月 8 日　星期二　晴

　　随着人们生活、工作压力的不断加大，越来越多的人不时地受到不良情绪的困扰，导致心浮气躁或抑郁难安，由此引发各种疾病，这正是中医病因学中的"情志致病"之说。

　　今天门诊来了一位三十岁左右的男性患者，一副神情焦虑的样子，诉其每天晨起右腹部（脐旁）隐痛不适已有三月余，很是痛苦，天气变凉时更明显，但早餐后可自行缓解，半卧位时自觉右腹部气上冲胸，用手下压时有走窜感。平时情绪易急躁，右侧肢体酸痛不适、活动后可缓解，大便两三日1行、成形，矢气多，纳寐尚可。视其舌质红、边齿痕、苔薄白腻，诊其脉细滑。

根据患者症状体征，窃想这应与肝郁气滞有关，不知拟柴胡疏肝散可否呢？

但见老师处以柴芩温胆汤化裁，处方：柴胡10g，黄芩10g，茯苓15g，青皮10g，陈皮10g，枳实10g，法半夏10g，竹茹10g，炙甘草6g，益母草30g。7剂，每日1剂，每日2次温服。并嘱患者饮食清淡，安卧早睡，并保持心情舒畅。

老师说："这个患者以情志不畅为主要表现，而且相关症状都与情志有关，所以首先想到肝郁气滞没有错。但根据《三因极一病证方论》'气郁生涎，涎与气搏，变生诸证'，结合患者的症状和舌脉，该证在肝郁气滞的基础上，气不行津，聚津成痰，导致痰湿阻滞之痰气交阻证，柴芩温胆汤既疏肝理气又健脾化痰，正切中病机。"

仅此一案，看似简单，但让我感慨不已。

首先，体现了中医学治未病的思想。医圣张仲景云："见肝之病，知肝传脾，当先实脾。"患者肝气郁结明显，根据五行相克理论，肝木克土，肝郁则犯脾胃，故用温胆汤健脾实脾以和中。

第二，"七情致病"临床多见。老师强调，治疗之时不忘嘱其注重精神情绪的自我调摄。

第三，重视中药的归经。柴胡、黄芩均入肝经，以引诸药直达病所，加强疏肝理气的作用。正如老师常说的"治病如打靶，用药如用兵"的理论。在临床治疗中，通过不断观察、摸索、总结，在同中求异中把握中药的独特性，包括性味、归经的不同，从而充分发挥其作用，才能提高临床疗效。正如老师常常强调，治疗用药如打靶一样，打在靶心上是最精确的。

老师点评

《黄帝内经》云："恬惔虚无，真气从之，精神内守，病安从来。"可见情志变化与疾病关系密切，所以情志致病是中医病因学中重要的内容之一。腹痛一症，因素颇多，脾主大腹，肝木克土，临床气郁日久，多与痰湿胶结，导致痰气互阻而腹痛，此治当解郁气、化痰结为要。

6. 仙桔汤病证结合治溃疡性结肠炎

何明华　　2016 年 10 月 22 日　　星期六　　晴

"镜下诊断：溃疡性结肠炎"一张报告单映入我眼帘，这位手持肠镜检查单的中年妇女引起我的关注。我之前实习时，遇到过同样的患者，查阅资料了解到该病的发病机制迄今未明，临床治疗颇为棘手，且有可能向结肠癌方向发展的趋势，被 WHO 列为现代难治病之一。

我首先对她进行了一番问诊，记录如下：

蔡某，女，47岁，以"阵发性腹部疼痛一年余"为主诉，有溃疡性结肠炎病史。刻下：腹部两侧疼痛、食前为甚，大便日行1~2次、多不成形，纳可，寐安，舌边齿痕、中有裂纹、质暗红、苔薄黄，脉滑。末次月经10月8日，经期5天，量不多，颜色先深后浅，少许血块，经前乳房作胀。

老师再次诊脉查症之后，处方：仙鹤草30g，桔梗30g，赤芍15g，丹皮10g，木蝴蝶10g，炙甘草6g。7剂，每日1剂，每日2次，饭后温服。并嘱患者坚持治疗，控制饮食，少食多餐，忌油腻及煎炒之品；保持乐观情绪。

这个是什么方呢？我们问。

老师回答道："这是在我的老师、国医大师朱良春教授的经验方"仙桔汤"的基础上化裁的，仙桔汤是朱老专门为治疗慢性结肠炎而设的。"

那么中医学该如何辨证论治？老师的处方依据是什么呢？

老师说，首先慢性溃疡性结肠炎临床表现多样，主要有腹痛、腹泻、里急后重及脓血便等症状，所以属中医学"腹痛""泄泻""下利"等范畴，多与先天禀赋不足、饮食不节及情志失调等有关。

第二，其病位虽在肠，但与多个脏腑相关。盖肺和大肠相表里，肺之宣肃功能与大肠相关；脾胃为气机升降之枢纽，影响大肠之传导；又因肝主疏泄，如肝气太过既可肝木克（脾）土，又可侮（肺）金，致肺脾功能失调，则痛泻由生，故本病以"肝郁脾弱为本，痰瘀滞留为标"，治当调气机、运枢机以化痰瘀、涩滑脱为法。正如金元时代著名医家刘完素《素问病机气宜保命集》曰："行血则便脓自愈，调气则后重自除。"

第三，本案虽以腹痛为主诉，但终归是由肠道炎症引起，作为金指标的肠镜诊断，实际上也为中医辨病提供依据，所以中医治疗不仅以辨证为依据，而且还应结合辨病，故以调气机、化瘀热、护肠膜为法。处方中仙鹤草又名"脱力草"，足见其有强壮之力，其味苦辛而涩，涩则能止，辛则能行，是以止涩中寓宣通之意；配桔梗共为君药，其开肺气以提壶揭盖，利腑气兼排脓止痢。芍药甘草汤柔肝缓急以止痛；赤芍、丹皮合为臣药，其一凉血化瘀以止痛；其二清泄肝火，防肝木横逆犯脾之妙用。佐使之木蝴蝶味微苦、甘，性微寒，归肺、肝、胃经，敛疮生肌以护膜，疏肝和胃以实脾。正体现了《素问·四气调神大论》中提出"圣人不治已病治未病，不治已乱治未乱"的思想。

第四，慢性溃疡性结肠炎是一种慢性非特异性肠道炎症性疾病，中医学治疗是在整体观念的指导下，辨证论治虽有一定的优势，但也需要有一个过程。同时生活调理也很重要，俗话说，胃肠道疾病三分治七分养，所以需要我们加强与患者的沟通，双方才能密切配合。

老师点评

记得国医大师朱良春教授曾说，中医不仅要辨证，还要辨病，只有将两者结合起来，才能在临床中全面认识疑难病。朱老正是在这个思路的指导下，创立了治疗慢性结肠炎的经验方仙桔汤，临床屡用不爽。

7. 通下法治肠套叠

纪幼红　2017年2月16日　星期四　晴

记得2月11日周六门诊，来了一位神情焦虑的老大爷，在老师给其他患者扎完针后，他很焦急地说："主任，我孙子腹痛已近1个月，2次住院治疗，诊断为'肠套叠'，经过灌肠复位等治疗后症状仍反复发作，至今已发作4次，实在没办法了，所以只好来找您了。"老师问："小孩人呢？"他说，"在外面，不敢抱进来，别说看到医生，只要一进医院大门就哭得不行，实在是被上几次给吓怕了。"

果然未见其人，先闻其声，小孩哭着被他父亲抱了进来。家长说："原来是个脾气很温顺小孩，自得病后变得烦躁不安，我们也被弄得精疲力尽。"

问诊后得知，小孩今年才2周岁，急性肠套叠近1月，经西医治疗后症状反复发作。刻下：大便不通，已多日未解，排便时哭闹不止，予开塞露通便后大便先硬后软，时时腹痛剧烈，右下腹为甚，此次源于进食水果之后发作，平素纳佳，寐可，舌暗红苔薄腻，指至气关。

老师处以4剂桃核承气汤合失笑散、姜附汤，嘱家长2日1剂，少量多次频服，同时予布包粗盐加热后置腹部熨敷，饮食以清淡、温热为主。

肠套叠的诊治思路是什么呢？

三、消化系统疾病

老师说，肠套叠是小儿常见病，多发生在2周岁左右的孩子，当属中医学"肠结""腹痛"等范畴。中医的基本病机为"不通则痛"，原因很多，主要有食积、湿热和血瘀等。中医学认为，六腑以通为用，以降为顺，小儿本就脾胃虚弱。这个孩子腹痛阵发性反复发作、疼痛剧烈，可能由于大便不通，气机阻滞，肠道血络运行不畅，不通则痛，所以属于血瘀阻络证。我们用桃核承气汤合失笑散、姜附汤治之。桃核承气汤出自《伤寒论》，张仲景原用于治疗太阳蓄血证，主症是"少腹急结"。

桃核承气汤以调胃承气汤通腑下气、桂枝温通血脉、桃仁活血化瘀而组成，其中大黄除通便之外，还可祛瘀生新；而失笑散和姜附汤活血行瘀、温中散结止痛，三方共同协作，共奏逐瘀通便、温中止痛之效。

今天来复诊，据患儿家长反映，小儿自用药以来，矢气频频，腹痛明显改善，偶有轻微发作，仅哼哼数声则止，仅昨天午餐后发作剧烈腹痛1次，经电话咨询，老师嘱其立刻加量，改每日1剂，大黄后下，服药后很快得到平息。第3天排便正常，日行1～2次，大便从圆球状逐渐成形到偏软，烦躁情绪逐渐平和。诊其舌暗红苔薄腻，指至气关。老师效不更法，在原方基础上去姜附汤，增加苦降下气之枳实、厚朴，4剂，每日1剂。嘱家长方中大黄后下，外用法不变，并控制小儿食量，以观后效。

第三次复诊，家长反馈，患儿腹痛基本痊愈，偶有胀气不适，大便成形，日行1～2次，纳可，寐安。诊其舌暗红苔薄腻，指至气关。老师在二诊方的基础上，去失笑散和芒硝，加行气之木香、提壶揭盖之杏仁。4剂，2日1剂以善后调理。

窃思此案，感触良多。

第一，体现急则治其标的原则，以止痛为先。中医注重患者的主观感受，尤其是幼儿，尚不能准确表达，必疼痛难耐，焦躁不安。

第二，发挥中医优势，内外兼治。小儿敷熨法首见于宋代医家钱乙《小儿药证直诀》，为儿科常用外治法。小儿脏腑娇嫩，形气未充，腠理薄弱，通过局部敷熨，以外治内，具有疏通经络、调和气血、行气止痛的作用。

第三，因人制宜，变通服药方法。小儿本就脾常不足，乃稚阴稚阳之体，又腑气不通，故服药以每剂分2日，少量频服为主，以利于吸收。

老师点评

《临证指南医案》曰："脏宜藏，腑宜通，脏腑之用各殊也。"故六腑"以通为用、以降为顺"正是基于腑之功能而言。肠套叠症情复杂，现代医学治疗棘手，容易反复。中医学认为，其病位虽在肠，但与六腑关系密切，六腑通则肠道畅，肠道畅则腹痛止，故通下法正合乎此意。

8. 颠倒木金散治胁痛

石颖　2018年3月16日　星期五　晴

胁痛是指以一侧或两侧胁肋疼痛为主要表现的病症，是临床比较多见的一种自觉症状。如《医宗金鉴·卷八十九》云："其两侧自腋下，至肋骨之尽处，统名曰胁。"中医学认为，胁乃足少阳胆经所过，属肝胆，故胁痛多从肝胆论治。

记得3月6日周二门诊，来了一位年近五旬、形体肥胖的男子，自诉右胁肋刺痛、拒按半月有余，伴口干口苦，头晕、平躺则缓，平素自汗、遍及周身，情绪急躁，纳可，大便每日2~3次，不成形，小便色黄带泡沫，寐欠佳、以入睡困难为主。近日无明显诱因出现盗汗，以头部为主。舌红苔黄厚腻、中裂纹边齿痕，脉弦滑。高血压病史5年，最高达180/90mmHg。

综合脉症，只见老师处以柴芩温胆汤加木香20g、郁金10g。7剂，每日1剂，每日2次温服。嘱其起居规律，清淡饮食、忌油腻，并监测血压。

看来老师又是从痰瘀论治胁痛了，正当此时，老师说："这是由两个处方组成的，柴芩温胆汤大家都很熟悉，另外一个是什么方？""是的，什么方呢？"看出我们的疑问，老师告诉我们："这是清代医家吴谦《医宗金鉴》的颠倒木金散。"确实第一次听到这个方名，又听老师说，"颠倒木金散仅两味药，但用量不同却有不同的作用，大家回去查查资料，好好思考。"

遵老师教导，根据此案，检索文献，《金匮翼·胁痛总论》云："经云：左右者，阴阳之道路也。肝生于左，肺藏于右，所以左属肝，肝藏血。肝，阳也；血，阴也。乃外阳而内阴也。右属肺，肺主气。气，阳也；肺，阴也。乃外阴而内阳也。由阴阳五脏气血分属，是以左胁之痛，多因留血；右肋之痛，悉是痰积，岂可一概而言乎。虽痰气固亦有流注于左者，然必与血相搏而痛，不似右胁之痛，无关于血也。"

又《医碥》言："左胁痛多属留血，或胁下有块；右胁痛多气郁，气郁则痰亦停。"可见胁痛病之左右病机是不同的。

《医宗金鉴·杂病心法要诀》云："胸痛气血热饮痰，颠倒木香血气安，饮热大陷小陷治，顽痰须用控涎丹。"书中注解："胸痛之症，须分清属气、属血、属痰饮、属老痰。若气郁痛者，以倍木香，属血郁痛者，以倍郁金。"终于明白，老师处方选药是有依据的。

1周后，患者复诊，老师问："胁痛怎么样？"只见他高兴地说："吃了1剂药后就不痛了。"老师又问，"其他方面呢？"患者接着说："口干口苦、头晕都明显改善，睡眠、情绪和精神也好多了。"诊其舌红、苔腻明显减少，中裂纹边齿痕，脉滑。

老师说："症状易解，痰湿难除。可以去颠倒木金散，守化痰方再用。"又开柴芩温胆汤7剂，每日1剂，每日2次温服。

反思此案，根据中医学"肥人多痰"之说，患者乃痰湿之体，其病因痰热胶着、瘀阻不通所致，病位在肺金之地、少阳经所过之处，故以柴芩温胆汤化痰清热、疏泄少阳；以颠倒木金散调整肝肺之气机，老师之治法、方药直捣病机之核心而效如桴鼓。

这就是老师常告诉我们的"治病如打靶"，只有切中要害，才能一矢中的。

老师点评

《黄帝内经》云："左右者，阴阳之道路也。"临床病之左右不同，病机不同，这就是中医学思维，为临床诊治提供了思路。

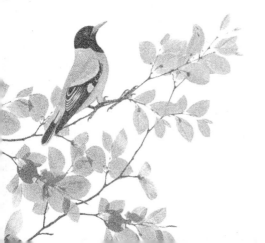

四、泌尿系统疾病

1. 妙用太溪穴治肾系病证

陈沁鎏　2017 年 7 月 27 日　星期四　晴

人是以五脏为中心，通过经络而构成的有机整体。十四经脉共有 362 个穴位，形成了腧穴 – 经络 – 脏腑立体结构，腧穴既可从内向外，反映病痛；又可从外向内，接受刺激，防治疾病。所以，唐朝时代的日本医家丹波康赖撰著《医心方》，其谓之"孔穴去病，有近远也"。

在临床跟师学习中，发现老师善用太溪穴治疗各种病证，尤其针刺治疗肾系疾患屡获良效，如阳虚水肿、肾虚耳鸣等。老师喜以太溪穴为主穴，多以六穴组方，乃应"天一生水、地六成之"之意而治肾之疾。

太溪穴位于足内侧，内踝后方与脚跟骨筋腱之间的凹陷处，是足少阴肾经的原穴，正如《灵枢·九针十二原》云："肾也，其原出于太溪穴，太溪二。"可见其是肾之原气经过和留止之处，主治肾系病证的不二之选。

某日，一老年男性患者前来就诊，以足跗肿满、冰冷沉重、按之不起为主症，伴面色黧黑，小便不利，大便溏薄，畏寒，平素神疲乏力，舌质淡胖、苔白，脉沉迟。老师拟"祛湿方"治之，其由太溪、足三里、阴陵泉、列缺、支沟、大敦组成，以宣上、和中、渗下之治法契合阳虚水肿之病机。其中太溪为君，肾经原穴，"肾乃水脏"，具有补益肾元、鼓舞气化、蒸化水液的作用，且与足三里、阴陵泉先后天相配，补后天以养先天，肾阳足则脾阳振，共奏温阳健脾、行气利水之效，故凡阳虚所致之水肿均有效。

中医学认为，水湿的产生与肺、脾、肾三脏关系密切，明代医学家李中梓说："脾土主运行，肺主气化，肾主五液。凡五气所化之液，悉属于肾，五液所行之气，悉属于肺，转输二脏，以制水生金，悉属于脾。"故水肿的病机乃肺脾肾脏腑功能失调，使三焦渎职，膀胱气化不利而发。治疗上，根据《医林正印》云："治者当补脾胃之虚，使脾气得实，则自能升降运动其枢机而水自行；次当补肾之虚，使肾气实，受五脏六腑之精而藏之，水有所归而不至泛溢。"

另外，太溪还是老师"益肾通窍方"的主穴，此方为治疗肾虚耳鸣的经典方。《卫生宝鉴》云："夫肾为足少阴之经而藏肾气，通于耳。耳者，宗脉之所聚也……若劳伤气血，兼受风寒，损于肾脏而精脱，精脱则耳聋也。"故肾虚是耳鸣耳聋虚证的主要发病基础，因此肾虚耳鸣以耳鸣如蝉、安静或夜间为甚，常伴健忘失眠，腰膝酸软，不耐疲劳，视力减退，头发脱落或须发早白，牙齿松动易落，面色晦暗无泽，尿频、尿等待、小便清长等症状。

"益肾通窍方"由太溪、听宫、中渚、侠溪、足三里、外关组成，处方中太溪配听宫共为君穴，集远近、上下、表里、阴阳相配于一体，有益肾开窍之功。肾开窍于耳，太溪为肾之原气贮藏与留止之处，取其右乃滋其肾阴以濡耳窍之意；取其左则"春夏养阳"温养肾阳之意，正切合精脱肾惫的病理机制，专为肾虚为本之耳鸣病机而设。

临床腧穴不仅可治疗所在部位的疾病，而且还可治疗所属经脉循行所过及属络脏腑肢窍的病证，正所谓"经脉所过，主治所及"，小小一太溪穴可治肾系方面的多种病证，妙哉！

老师点评

《黄帝内经》有言"五脏有疾，应出十二原"，"五脏有疾，当取之十二原"。故原穴的重要性非同一般，如何发挥腧穴的独特性，尤其是特定穴的本性，临床通过腧穴之间的配伍、补泻手法的运用等才能淋漓尽致地体现出来。

2. 行气通窍针刺治疗老年性癃闭

林智源　2016年9月3日　星期六　晴

老师常说，针灸处方与中药方剂是一样的，都应遵循君臣佐使的组方原则，相互配合，达到协同治病的目的。

今天门诊，一位年过七旬的老爷爷又来了，这是他第3次来针灸。听老师问他："现在感觉怎么样了？"他满脸笑容地说："好多了！排尿比之前明显有力，也顺畅了，现在人都感觉轻松了！好在我没去手术。"

记得这个患者第一次就诊时，以尿频、尿少、排尿无力、尿等待为主症，曾在某三甲综合性医院诊断为前列腺肥大，已建议他手术治疗，但因害怕手术，所以经介绍前来求治。当时老师问我们："这个癃闭怎么治？用什么处方？"我想起老师不久前用《灵枢·热病》的"去瘭方"治疗一位泌尿系感染的年轻人，症状与这位老爷爷基本一样，效果显著，想必老师也应该会用去瘭方针刺吧。

老师似乎看出我的心思，问道："这个病案还能用去瘭方吗？"我心想："难道不行吗？"但没敢吭声。

只见老师嘱患者平躺，先在其气海穴上用拇指揉按后针刺，以呼吸补泻之补法行针，接着针刺左阴陵泉和右三阴交穴，均以补法为主，但仔细观察发现，老师在三阴交穴的天、人、地三部不同层次行针刺手法，最后按序针刺左大敦穴和右列缺穴，留针半小时。并告诉患者回家后每天用艾条灸气海穴半小时。

去瘭方是由大敦和照海两个穴组成的，这显然不是！那么这是什么处方呢？

老师说："这是明代针灸大家杨继洲《针灸大成》的气闭方，由气海、阴陵泉和三阴交三个穴位组成，具有温阳益气、行气利尿的功能，主治肾阳虚弱、膀胱气化功能不足之癃闭。为什么？我们知道前列腺肥大，属中医学'癃闭'范畴，临床辨证有实、有虚及虚实夹杂。你们看看这个患者舌淡红、边齿痕，苔薄白，诊其脉沉细，又有神疲乏力之感，加之这个年龄必定肾虚，显然由肾阳不足、气化不利而致，而去瘭方主治的是膀胱湿热所致的癃闭。这就是我们中医讲的同病异治。"

"那么气闭方加大敦穴和列缺穴是什么意思呢？"老师问。这不正如老师常说的，根据"肝经绕阴器"之说，凡男女生殖器疾病，从肝论治。大敦乃肝经之井穴，属木，具有疏泄开窍通经之功。考虑肺为水之上源，列缺为肺经腧穴，列缺通任脉，任脉起于胞中，故针之，既体现了中医学"提壶揭盖"下病治上的思想，又可达到"开外窍，通内窍"的效果。

处方之妙可见一斑，难怪效果显著！

老师点评

所谓"癃闭"是指以排尿困难，全日总尿量明显减少，小便点滴而出，甚则闭塞不通为临床特征的一种病证。癃和闭虽有区别，但都是指排尿困难，只是轻重程度上的不同，故合称癃闭。"癃闭"之名首见于《黄帝内经》，其发生与膀胱和三焦气化失常有关，如《素问·灵兰秘典论》曰："三焦者，决渎之官，水道出焉。膀胱者，州都之官，津液藏焉，气化则能出矣。"然膀胱和三焦气化失常又与肺脾肝肾诸脏的功能失调密切相关，所以临证以辨证为纲，整体治疗才能全面兼顾。

3. 同病异治论癃闭处方之妙用

林智源　2016年9月28日　星期三　大雨

俗话说"中医是治人而不治病的"，临床确实如此，这就告诉我们以人为本的理念在临床十分重要。

记得门诊曾有两位癃闭的男性患者，主诉基本相同，但老师分别以"去癃方"和"气闭方"针刺治疗，均取得满意疗效，这就是中医的同病异治。那么两个案例之间有什么区别呢？

所谓癃闭，"癃"者，是小便不利，点滴而短少，病势较缓者；"闭"乃小便闭塞，点滴全无，病势较急者。癃闭之名，首见于《黄帝内经》，而且历代医家积累了丰富的经验。所以临床不论是泌尿道感染还是前列腺疾病，凡以尿少、排尿无力、尿等待为主诉的疾病均属中医学"癃闭"的范畴。

去癃方源于《黄帝内经》，由大敦穴、照海穴组成。治疗的患者是30岁的年轻人，西医诊断为尿路感染，但服抗生素后，症状改善不明显而来求治。老师综合脉症，辨证为肝火旺盛、肾阴不足。去癃方养阴清热、通利小便。其中大敦穴为君，其乃肝经之井穴，属木，具有疏肝开窍泻火之功，中医素有"肝经绕阴器"之说，故其可直达病所；照海穴为臣，其为肾经之穴，滋养肾之阴液，以清利下焦之热。所以两穴君臣合作清肝火、滋肾阴，达到通小便的目的。

而气闭方源于明代针灸大家杨继洲的《针灸大成》，由阴陵泉穴、气海穴、三阴交穴组成。治疗的患者为67岁的老年人，西医诊断为前列腺肥大，建议手术治疗，因不愿手术而求治于中医。老师认为，结合年龄、体质及脉症，该患者是由肾气虚弱，膀胱气化功能不足导致的，气闭方温阳益气、行气利尿甚为契合。其中任脉的气海穴为君，补下焦之原气，直达阴器；三阴交穴为臣，其乃肝、脾、肾三条阴经汇聚之处，肝脉绕阴器，脾主运化，肾为水脏，三经均抵少腹，调理下焦膀胱之气机；佐使为阴陵泉穴，乃脾之合穴，属水，既可健脾阳以化水湿，又可通利三焦以开通水道。三穴君臣佐使，共奏补肾气、理三焦、通尿闭之效。

可见针灸处方既讲究理法方穴术的统一，又讲究君臣佐使的和谐，只有这样才能达到力专效宏的目的。

老师点评

不论是中药处方还是腧穴处方，都必须由君臣佐使合理组成，才能职责分明、作用协同，如同纪律严明、战斗力强的部队，达到战无不胜的目的，这也是古人智慧的结晶。临床应好好地继承，并融会贯通，灵活运用，才能取得好的疗效。同病异治是中医学辨证论治的一部分，也是辨证论治原则下灵活性的体现，如文中所论癃闭虽症同，但证不同，故临床处方和治疗则完全不同。

4. 巧用经方治泌尿系反复感染案

林庆梅　2018 年 4 月 18 日　星期三　多云

泌尿系感染以尿频、尿急、尿痛、排尿不适、下腹部胀痛为主要临床表现，查体多数可见尿常规中白细胞和细菌数升高，尿培养常可培养出致病菌。本病易反复发作，好发于育龄期妇女、老年人、免疫力低下者，对于慢性反复发作的泌尿系感染者，临床治疗往往颇为棘手。

2018 年 3 月 27 日下午门诊，一位面带愁容的中年妇女经本院一位主任医师介绍前来求治。细问得之，患者反复发作泌尿系感染十余年，经服各种抗生素治疗效果不理想。近1月来症状加重，就诊于某三甲综合性医院，查尿常规示：白细胞 $22.93 \times 10^9/L$，细菌 $387.5/\mu L$；尿培养：培养出大肠埃希菌，未培养出真菌。刻下：尿频、尿急、尿痛，尿等待，尿不尽感，小便色黄，肛门灼热感，食辛辣之物上述症状加重，小腹胀痛，寐差，入睡困难、眠浅、睡后易醒，时有口干口苦，晨起明显，纳可，大便日行1次，质成形，夜间小便次数多，每晚4~5次，舌暗红有裂纹、苔黄腻，脉弦滑。

老师四诊合参，辨为水热互结下焦证，以滋阴清热利水治之，故在猪苓汤的基础上，加蒲公英30g，首乌藤30g，琥珀粉3g。7剂，每日1剂，每日2次温服。

看完病，患者仍不放心地问："主任，我被这个病折磨了多年，不知道吃了多少抗生素都没好，中药能消炎吗？您看我到底会不会好呀？"老师耐心地说道："我告诉您，中医虽然没有消炎的说法，但并不表示中药不可以消炎。中医学的治疗思路是通过整体调理，提高人体免疫力，改善人体的内环境，那么细菌在新的环境中就无法生存了，这不就消炎了吗？所以您放松心情！肯定会好的。"

1周后患者高兴地来复诊，自诉尿频、尿急、尿痛等症状明显改善，心情舒畅，余情同上，舌淡红、苔白稍腻、有裂纹，脉弦滑。守上方稍有进退，前后共服21剂中药后，患者尿频、尿急、尿痛、肛门灼热未作，小腹胀痛明显好转，寐改善，精神状态佳。老师建议复查尿常规、尿培养。这就是老师常说的中医治疗不仅要改善症状，而且还要观察临床客观指标，这也是检验我们临床疗效的一个指标。

综观此案，不仅让我们学习了老师立足整体观念、精准辨证的思路，而且深刻认识到了慢性泌尿系感染的中医论治思路。

一是根据主症，本病属于中医学"淋证"的范畴，以小便频急、淋沥不尽，尿道涩痛，小腹拘急，痛引腰腹为主要表现。"淋证"一词首见于《黄帝内经》，有"淋""淋溲"等名称的记载。《诸病源候论》阐述"诸淋者，由肾虚而膀胱热故也"，巢元方认为，淋证乃肾虚而膀胱生热，本虚标实之证。可见肾阴虚生热，虚热内扰膀胱，膀胱气化不利，致邪热在里，水气不化而致水热互结之证。

二是根据仲景之言，如《伤寒论》"若脉浮发热，渴欲饮水，小便不利者，猪苓汤主之"，"少阴病下利六七日，咳而呕渴，心烦不得眠者，猪苓汤主之"的论述，猪苓汤以滋阴、利水、清热之功治阳明客热津伤或少阴阴虚受邪的水热互结之证。其组方精炼，药物配伍相得益彰，方中阿胶质膏，养阴而润燥；滑石性滑，去热而利水；佐以二苓之渗泻，既疏浊热而不留其壅瘀，亦润真阴而不苦其枯燥。《伤寒论方解》称之是利水而不伤阴之善剂也，故猪苓汤治疗淋证正切中病机。

三是根据现代药理研究，猪苓汤有利尿、抗菌、改善肾脏局部炎症、改善肾功能、抑制肾结石形成等作用，在临床被广泛地应用于泌尿系统疾病。

老师点评

中医学没有"消炎"一说，并不代表中医不能消炎。不论是中药还是针灸，只要在辨证思路指导下，都能达到西医所说的消炎目的。

5. 泄浊化瘀法治痛风急性发作

卢慧蓉　2017年8月29日　星期二　晴

痛风是一种内源性嘌呤代谢性疾病，高尿酸血症是痛风最重要的生化基础。主要包括急性痛风性关节炎、痛风石形成、痛风性慢性关节炎等。急性痛风性关节炎（以下简称急性痛风）发作可见受累关节及周围组织红、肿、热、痛和功能受限，疼痛多呈进行性加重，呈撕裂样、刀割样或咬噬样，难以忍受。目前西医治疗急性痛风发作一般采用秋水仙碱、非甾体类抗炎药、糖皮质激素止痛为常规治疗，但临床表明，这些药物的毒副作用较大，尤其是胃肠道反应十分明显。

中医学所说"痛风"与西医不同，痛风属中医学广义"痹证"范畴，古人将痛风称为"痛痹""历节""风痹""白虎风"，如《丹溪心法·痛风》云："痛风，四肢百节走痛是也。"《医学正传·痛风》云："夫古之所谓痛痹者，即今之痛风也。"中医在古人经验的基础上，本着"治病必求于本"的原则对痛风的防治具有独特的优势。

记得2017年8月11日门诊，来了一位由家属挽扶、挂着拐杖、行动困难的中年男性患者，表情十分痛苦。问诊后得知患者于四天前痛风急性发作，现右膝关节疼痛剧烈。家属诉其平素应酬多、嗜酒、爱吃海鲜，每年都会发作1~2次，逐年加重。此次发作因前一天参加应酬大量饮酒后诱发。

现已服用西药3天，痛势未减，今特寻老师诊治。刻下：右膝关节红、肿、热、痛，全身皮肤多发红团块伴瘙痒，自觉咽部有痰，咳痰色白，纳可，大便日行2～3次，质可，寐安，口干思饮，夜间为甚，诊其舌红衬紫、苔薄白，脉滑。查尿酸：724.0μmol/L。

老师告诉我们，随着现代人生活水平的提高及饮食结构的改变，痛风的发病率日益增高。临床痛风一证多责之湿热，一般治以清热利湿。

果然只见老师处方：益母草30g，黄柏10g，炒苍术10g，怀牛膝15g，白鲜皮10g，地肤子10g，僵蚕10g，威灵仙15g，蒲黄10g，五灵脂10g。7剂，每日1剂，每日2次温服。并特别嘱咐患者多饮水、忌酒，免进高嘌呤食物，如动物内脏、虾蟹海味等。

7天后患者复诊时，他没有拄拐杖，而是面带笑容地自行走进诊室，十分开心地说："主任，太好了，谢谢您，吃了您4剂药后，我就觉得膝关节好多了，您看基本正常了，肿消多了，也不痛，皮肤完全不痒了，但现在病痛好像往下走了。"刻下：以右足内踝关节处红、肿、热、痛为主，咽部仍有少许痰，咳痰色白质黏，纳可，大便日行2～3次，质可，寐安，口干思饮，时口苦。查其舌红衬紫、苔薄白，脉滑。

老师效不更方，在原方的基础上，去白鲜皮、地肤子，加土茯苓30g以加强清热、泄浊之力，再进7剂。

服药1周后，患者诉右膝关节及足内踝红、肿、热、痛均愈，口干口苦未作，纳可，寐安，大便正常。查其舌红稍紫、苔中稍腻，脉滑。今日复查尿酸：602.0μmol/L。老师笑着说："现在尿酸逐渐降低是好现象，但您还得继续治疗，以免病情反复。"老师原方稍有进退，予再服7剂。

综观此案，疗效颇佳，请教老师辨证用药思路是什么。

老师说，要治好一个病首先我们要了解它的病机。国医大师朱良春教授对痛风的研究颇为深入，他认为中医学之"痛风"属于广义的痹证范畴，其病名虽与现代医学之"痛风"相同，但概念有异，如以此诊断，易致中西医混淆，不利于临床治疗与研究。朱老结合长期临床实践与观察，根据临床特征将西医"痛风"命名为"浊瘀痹"。朱老认为，"浊瘀痹"多见于形体丰腴的中老年人，或有饮酒史，喜进膏粱肥甘之人，浊瘀内阻是主因，脾肾不足是根源。受寒、受湿、饮食不当等为诱发因素。

听了老师一席话，结合患者的病史及刻下症，得知患者步入中年，平素嗜酒、喜食海鲜，痛风病史2年，反复发作。脾虚生痰、久病及肾为本。因酒食损伤脾胃，导致痰湿内生，阻滞血脉，难以泄化，与血相结为浊瘀，故浊瘀内阻为主要病机。患者近日发作源于饮酒之后，因浊瘀滞留于经脉，瘀而化火，痹阻不通，故右膝关节红、肿、热、痛；热邪郁于肌表，气血周行不利，故见全身皮肤多发红团块伴瘙痒；脾为生痰之源，肺为贮痰之器，脾失健运，痰湿内生，上输于肺，而咽为肺之窍，故见咽中有痰、咳痰色白；浊瘀互结，气化不利，津液不生，故见口干思饮，夜间为甚；舌红衬紫、苔薄白，脉滑均为浊瘀内阻之象。

根据"急则治其标，缓则治其本"原则，从病因、病机分析，以泄化浊瘀为治法，使浊瘀逐渐泄化。老师强调，热邪并不会导致尿酸升高，浊毒才是根本原因，尿酸盐就相当于人体的浊毒。所以，当我们治以泄浊排毒后，患者的尿酸便会随之下降。

案中以三妙丸合失笑散化裁治之，达清热燥湿、消肿止痛的功效。加白鲜皮、地肤子为清热燥湿、祛风止痒对药；佐僵蚕、威灵仙以祛痰化湿、通络止痛，可促进湿浊泄化，溶解尿酸，消除皮下结节及痛风石；益母草长于活血利水，泄浊解毒，为使药。全方共同协作，奏清热泄浊、化瘀止痛之效。

失笑散和金铃子散均为止痛良方，我们为什么选择了失笑散呢？其原因就在于两个方的主治不同，金铃子散所治诸痛均为气滞所致，而失笑散所治诸痛均为瘀血内停，血行不畅所致。这就是老师常常强调的"治病如打靶"，打得准疗效才能显著。

老师点评

国医大师朱良春教授倡导"发皇古义，融会新知"，以中医学辨证为本，结合现代医学的辨病，创立痛风之证名为"浊瘀痹"，为中医临床诊治痛风开启了新的思路。

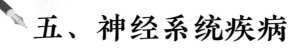

五、神经系统疾病

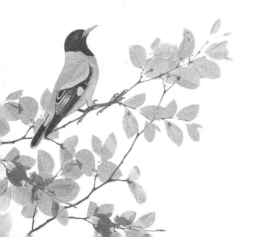

1. 论失眠之中医机理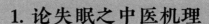

林建荣　2017年6月20日　星期二　阴

随着工作节奏的加快、生活压力的加大，失眠患者越来越多。初期患者服用安眠药效果还可以，但随着服药时间变长效果越来越不明显，而且自觉情绪、精神不佳，因此失眠患者开始寻求中医治疗。那么中医怎么治疗失眠呢？

老师说，从目前来看，失眠确实是中医的一个优势病种，首先我们要弄清楚什么是失眠，我们讲"日出而作，日落而息"，这是自然规律，中医学讲天人相应，天地是大宇宙，人是小宇宙，所以要顺应自然规律。

根据《周易》的卦象，白天有白天的卦，晚上有晚上的卦。从六十四卦上看，白天是晋卦，"晋"者晋升、晋级，其上为离（☲）属火，下为坤（☷）属地。意思是太阳从地平线上升起来，这就是白天。晚上正好是相反的，太阳从地平线上落下去，其上是坤（☷），下是离（☲），这称之为明夷卦，即明亮的太阳夷为平地了，太阳落山了嘛！这就是晚上的卦，这就是大宇宙，人体小宇宙与大宇宙的卦是一样的。

《伤寒论》半夏泻心汤临床常用于治疗失眠，为什么？方中黄连、黄芩泻心火以使离火下降；参、姜、枣、草健脾土以使坤土上升。正是这样，才让白天的晋卦变成夜晚的明夷卦。

第二，睡眠与什么有关？中医认为与"神"有关。心主神志，心不养神，则神不守舍导致失眠。中国工程院院士、国医大师程莘农教授治疗失眠就抓住"神"这个关键，所以程氏安眠方取心与心包经穴为主，选大陵、神门、内关组方，其中大陵泻心火以安神；神门乃神气之门，可养心以安神；内关化瘀通络以安神。当然，凡心系病证，如心悸、心慌、胸闷、失眠等，均取心经和心包经的腧穴为主，但心经与心包经之腧穴的区别是什么呢？何谓心包？其唯一的职能是"代心受邪"，故外邪扰心时，以心包经腧穴为主；如因心之功能失调所致时，宜以心经腧穴为主，这就是临床的针对性和精准性。

失眠除了与"神"有关之外，还有没有其他的因素呢？我们知道与"五脏六腑皆令人咳，非独肺也"同样的道理，实际上"五脏六腑皆令人不寐"，如临床上我们运用龙胆泻肝汤、黄芩或黄连温胆汤、小柴胡汤、桂枝加龙骨牡蛎汤、黄连阿胶汤等均可治疗失眠。

总之，中医虽以辨证为本，但临床还应善于变通，才能知常达变。

老师点评

临床发现，顽固性失眠是抑郁症的先兆症状之一，属常见病、多发病。根据《黄帝内经》"人与天地相参，与日月相应"，人的睡眠亦如此，从中医学角度来看，失眠与心神被扰或心神失养有直接关系，但是弄明原因及机理至关重要。

2. 调和营卫法针刺多汗症

卢慧蓉　2017 年 8 月 10 日　星期四　晴

今天是患者第三次来门诊针灸，在老师扎针时，患者高兴地说："针了 2 次，晚上再不出汗了，睡眠安稳了，白天的汗也明显减少了，精神好很多。"老师说："您还需要坚持几次，巩固疗效。"

记得患者第一次来就诊时，五旬的她神情苦恼，面容憔悴。问诊后得知，患者自汗、盗汗近半个月明显加重。自汗以活动后加剧，全身汗出溱溱，浸湿衣被，每天要换五六套衣服；盗汗常因汗出湿身而醒，醒后睡眠不安，多梦；汗出后倍感神疲乏力，平素畏寒恶风，纳可，大便溏薄。查其舌暗淡、边齿痕、根苔腻，脉沉滑无力。

当时老师给予患者针刺治疗，针刺处方由左合谷、右复溜、左足三里、右间使组成。

我不禁暗暗称奇，针刺疗效竟如此显著！

老师说，首先我们必须了解多汗症的机理。《素问·阴阳别论》谓"阳加于阴谓之汗"，这就是说汗以营阴为本，因阳气蒸化阴精，借卫气之布散而成。如果营卫不和，功能失调，则会导致汗液外泄失常。多汗症包括自汗和盗汗，其中不因外界环境因素的影响，白昼时汗出动辄益甚者称为自汗，而寐中汗出，醒来自止者称为盗汗。中医学认为，阳虚自汗，阴虚盗汗。

第二，阳气者卫外而为固。患者素体阳虚，或因饮食或起居不慎耗伤阳气，阳虚不能卫外，汗液易泄，遂自汗；而阴阳互根，阳损及阴，阴阳俱虚，故自汗、盗汗并见。阳虚无以卫外，故恶寒畏风；汗液大泄，耗伤心血，心主神志，心失所养，故见寐欠酣、多梦；脾阳不足，脾失健运，寒湿下泄，故见大便溏薄；舌质暗淡、边齿痕、舌根苔腻，脉沉滑无力均为阳虚不固之象。

第三，针刺处方由合谷、复溜、足三里、间使四个穴位组成，因肺合皮毛，符合"地四生金，天九成之"之含义。其中合谷、复溜上下相配共为君，乃治汗症的对穴，古籍中均有记载，如《针灸聚英》云："多汗合谷补之先，次泻复溜汗即干。"又《玉龙歌》云："无汗伤寒泻复溜，汗多宜将合谷收。"合谷为手阳明大肠经之原穴，阳明经多气多血，补之可益气血而实营卫之气，以固表止汗；另外，大肠经主津所生病，而汗为津液所化生，补手阳明大肠经之原穴合谷，据"左阳右阴"，取其左可培补元气，补气生津，以滋汗源。而复溜为肾经经穴，五行属金应于肺，而肺与皮毛相合，故泻复溜既可抑阴而扶阳，又可主卫外而固表。两穴相合共奏补气实卫、固表止汗之功。

足三里与间使上下左右相配共为臣。因血与津液均来源于中焦脾胃化生的水谷精微，汗出不止耗气伤津，足三里为足阳明胃经合穴，"春夏养阳"故取其左以振奋脾胃之阳，补益脾胃之气，以求化源之本；且与合谷原合相配，又可加强益气血实营卫之力。血汗本同源，正如《灵枢·营卫生会》说："夺血者无汗，夺汗者无血。"说明血与汗息息相关。而

《素问·宣明五气论》说："五脏化液，心为汗。"故汗为心之液，且心主血脉。汗液大泄，耗气伤津的同时必定耗伤心血，间使为手厥阴心包经之穴，五行属金，又为十三鬼穴之一，依"左气右血"取之右可养血活血。全方四穴正中病机，标本兼顾，阴阳调和而汗立止，正所谓"阴平阳秘，精神乃治"。

第四，患者自汗盗汗并见，乃一派阴阳俱虚，为什么只补气实卫，而不养阴呢？这就是阴阳互根之理，因患者素体阳虚，阳损及阴，证因阳损而致，故方以补阳为主，阳生则阴长。今患者盗汗已愈，而白天仍少许汗出，便是阳生阴长的体现。

听了老师的讲解，终于明白处方的寓义及中医治多汗症的思路，脑中回响起老师常对我们说的话："临床如临阵，用穴如用兵，兵不在多在于勇，穴不在多在于精。"寥寥四穴便能针到病除，不得不佩服老师精湛的医术，妙哉！

老师点评

汗为津液所化生，汗出有生理性和病理性的不同，中医论治多汗症从阴阳平衡的角度，提出了独特思路，所以治疗时宜全方位、多层次把握分寸。

3. 经络辨证治头痛

佘诗梅　2016 年 9 月 13 日　星期二　多云

头痛是临床常见病、多发病，大部分人都有过头痛的经历。就病因而言，头痛有外感头痛和内伤头痛之分。从经络思维，老师说，一定要问头痛的具体部位。头面部十二经脉的循行规律是阳明经行于前、少阳经行于两侧、太阳经行于后，因此头痛在前者为阳明头痛，在两侧者为少阳头痛，在后者为太阳头痛。

2016 年 9 月 1 日门诊，来了一位年轻的女性，观其面色萎黄，眉头紧锁。细问得知，原来其前额反复隐隐作痛已有两年，并且头痛连及头后部及颈项部，自觉脖子僵硬不适。伴小腹部及腹股沟区胀痛不舒，夜间双膝关节发硬。口干思饮，纳可，寐欠佳，入睡困难，多梦，眠轻易醒，二便调。平素畏寒恶风，视其舌淡边有齿痕、苔薄白，诊其脉弦细。月经周期正常，量可色红、夹血块，经前腰酸、乳房胀痛、肛门处胀痛不适。

窃思该患者全身上下似乎都有不适，难怪愁眉不展。但以头痛为主症，部位在前额部，按常规来说，这属于阳明头痛，从阳明经论治没错！

只见老师处以 6 剂柴胡桂枝汤，柴胡桂枝汤乃少阳太阳合病主方。奇怪！为何老师会这样治疗呢？为什么完全忽略

五、神经系统疾病

121

了阳明经呢？

老师看看我们疑惑的眼神，"前额头痛皆属于阳明吗？"老师说，"按正常思维没错！但是我们要不要更细化和更精准些呢？你们背一背《黄帝内经》对太阳经和阳明经的描述，就很清楚太阳经始于两目内眼角，上行于头，然后沿头后、颈项而分布背腰，而阳明经行于目下，所以这个患者的头痛除前额外，还连及头后部及颈项部，是不是属于太阳头痛呢？"

那么为何还与少阳有关呢？老师说，"临床辨证除了抓主症外，还必须兼症合参。你们看看患者主要的伴随症状，如小腹部及腹股沟区胀痛不适、夜间双膝关节发硬，说明什么？一是小腹部及腹股沟区乃少阳胆经循行的部位；二是中医学有'膝为筋之会'，肝主筋，肝胆互为表里，这难道与少阳无关吗？"

1周后患者准时复诊，观其眉头舒展，面部气色已有光泽。她面带微笑，开心地说道："吃完药后，症状改善太多了，您看我精神状态多好，前额痛、脖子酸痛及小腹的胀痛都明显减轻了，入睡更容易了。"老师诊其脉症后，效不更方，嘱其续服上方1周加以巩固。

细观老师临床诊治过程，真乃用药如用兵。静心思考，感触良多。

第一，经络学说确实是中医理论不可或缺的重要组成部分之一。明代医学家张介宾所说："十二经脉之道，初学者必始于此，工之良者，亦止于此而已。"《类证活人书》也提到："治伤寒先须识经络，不识经络，触途冥行。"看来古代圣贤无不重视经络理论。

第二，老师常常强调，读经典、学经典，才能在临床中用经典。经典可以拓展思路，打破惯性思维，指导临床诊治疾病，取得满意的临床疗效。

老师点评

《灵枢·经别》云："夫十二经脉者，人之所以生，病之所以成；人之所以治，病之所以起。"明确告诉我们，人的生理功能、病理状态都与十二经脉的功能紧密相连，而经脉的循行正是揭示病之所在的线索，所以运用经络理论指导临床诊治很关键。

4. 升清降浊法论治头晕

徐玲英　2017年2月9日　星期四　晴

2017年2月9日上午十点左右，进来一位四十岁左右、身材偏瘦的女性，一看这不是刚刚针刺的患者吗？只见她笑盈盈的模样，问其怎样？她高兴地说："这两次针完头晕都明显减轻，瞬间感觉清爽，精神状态好转，我周六还有最后一次。我想请主任开点中药，带回老家吃。"

我们清楚地记得该患者周二下午第一次来就诊时的情景，当时拉着一个行李箱，精神恍惚，一坐下就苦恼地说："主任，我实在难受，头晕了一个多月，整天头昏蒙蒙的，一活动就更厉害了，连这个年都没过好，在我们当地的医院没查出什么问题。"只听老师问："吃过什么药？""吃过药，扎过针，可没效果呀。"她立刻回答，"去年8月份头晕来找您看，扎了一次针，回家吃了1周药，这半年都很好，可能是年前太累了，不知怎么又犯了，我这次连行李都带来了，准备住下来，就是想让主任好好治治。"问诊得知，纳可，但胃脘时有胀满不适，寐欠安、难入睡、多梦，二便正常，月经先后无定期已半年。诊其舌衬紫苔腻，脉细滑。

怎么辨证呢？首先让我想到的是《黄帝内经》之"诸风掉眩，皆属于肝"。我问老师是否从肝论治呢。

老师说，没错！从肝论治是常规思路，但头晕有很多原因。综合此患者主症、兼症及舌脉，正是痰湿上犯所致，正如元代医家朱丹溪所说"无痰不作眩"。

只见老师迅速拾针，针其百会、太溪、足三里、太冲、内庭。

"老师，为什么不取通利水道的三焦经的穴位或其他利水化痰之穴？"

老师笑着说，是呀，为什么呢？让我们看看处方吧。

第一，首先我们的处方由五个穴位组成，正符合"天五生土"之意，切中痰湿为患之病机。

第二，处方君臣佐使分工明确，作用专一。百会配太溪为君，其中百会属督脉，乃三阳五会之穴，近取之则升清降浊、醒脑开窍，正如中医学之"清气不升，浊阴不降"。太溪为肾之原穴，肾属水生髓，脑为髓海，杨上善注说："是肾所生，其气上输脑盖百会穴，下输风府也。"两穴上下、远近相配以升清滋髓、降浊化痰。足阳明胃经之足三里、内庭为臣，其中足三里乃合穴属土，具有补土燥湿之功，内庭为胃经之荥穴属水，健脾和胃，引水下行。太冲为佐使，乃肝经之原、输穴属土，具有疏肝抑土之效。全方紧扣病机，化有形之痰湿，升无形之清阳，则头晕得解。

终于明白老师处方之寓意，看来对于痰湿阻滞之证不一定仅仅利水道化痰湿，应注重病之源头，难怪古人说"见痰休治痰"，让我真正看到了中医理论在临床中的魅力。

老师点评

头晕一症虽与肝密切相关，但可涉及心、脾、肾等多个脏腑，病性有实有虚，以虚为多，而临床虚实之间往往互相夹杂而成本虚标实之证。本案虽为浊邪害清所致，"浊"乃痰湿之浊，"清"指脑部清窍，但根在清阳不升，故遵循中医学治病求本思想而取效。

5. 益肾潜阳法妙治脑鸣

黄芬娜　2016 年 12 月 1 日　星期四　晴

今天来了一位年龄四十岁左右的先生，看上去面色黧黑。我先问道："您是来看什么病的？"他说："脑鸣，我是来复诊的。"我以为自己听错了，再问"您确定不是耳朵响吗？"他立刻激动地说，"不是不是，是脑袋里面响，响起来就像蝉在叫，一直不停，之前睡不好，梦多、眠浅，心烦，两个脚冷得很，晚上还要起夜几次。但是吃了主任这个药后，神奇得很，左边声音几乎没了，右边还有一点响，只是在安静时才有，情绪平和多了，睡眠质量提高了，晚上都不起夜了。"

脑鸣？我第一次遇到这样的病案，好奇心立马上来了，翻看病历，上周初诊确以脑鸣加重半月为主诉，缘由是半年前某次饮酒之后诱发，从开始夜间及安静时脑鸣发作到持续不断，且逐渐加重。老师处方是封髓潜阳丹加生龙骨、生牡蛎、石菖蒲、琥珀粉、郁金。

没想到仅1周就这么有效，为什么？中医是如何认识的？

老师说，"脑鸣"一词最早见于明代医学家楼英的《医学纲目》一书。脑鸣是以自觉脑内如虫蛀鸣响为主要表现的脑部疾病。中医怎么辨证论治呢？

中医学认为，肾藏精，主骨生髓，脑为髓海。如肾阳亏虚，阴盛于下，虚阳上浮，髓海不足，则脑转鸣响。因此温肾潜阳，引火归原，方可纳气归肾，蛰伏虚火。封髓潜阳丹正切中病机，使其真火伏藏则脑鸣方止。

服中药1周后，今天患者自诉仅右侧脑鸣稍作，寐增进，纳可，大小便正常，查其舌暗红、苔薄白、边有齿痕，诊其脉弦。老师效不更方，在原方基础上加炒白术，再进7剂。并嘱患者平躺，以"左太溪、右照海、左足三里、右悬钟、右角孙"隔日1次针刺治之。

留针半小时拔针后，患者特意过来兴奋地告诉老师："主任，太奇怪了。我之前都是在头部针了很多针，今天头上只针了一针，而且外面针了那么多次，从没有安静躺着半小时脑袋不响的，这次留针期间脑子里完全没有声音，右边小腿那一针肌肉还有热热的向上走的感觉，非常舒服。"看到患者的描述，很是佩服老师的针刺方法，不仅取穴精简，而且效果明显。

患者经过前后3个月的治疗，诸症皆愈，后随访半年未再复发。

那么处方的含义是什么呢？老师说，太溪为肾经的原穴，取其左乃"左阳右阴"，以温肾潜阳、纳气归肾之意；照海属足少阴肾经，通阴跷，取其右，滋肾水以引火归元，与太溪同名经左右相配，合为君；臣穴之足三里补后天之本以充养先天；足少阳胆经的悬钟乃髓会，既滋养肾髓又镇肝息风，为佐穴；使穴乃角孙属手少阳三焦之穴，是小肠、胆经交汇之处，与悬钟同名经上下相配，有疏风息风以散热之功。诸穴上下左右配合，共达潜阳益肾以通窍止鸣。

老师点评

脑鸣原因多端，虚实有分。然临床脑鸣之症，每多虚实相兼，又需权衡虚实，以使补而不滞邪，泄而不伤正。《灵枢·经脉》云："人始生，先成精，精成而脑髓生。"精藏于肾，肾通于脑，脑为脑髓，说明脑部之症无不与肾有关，故切中疾病的关键要点是审因测机、据证选法的依据，并充分发挥针药并用的优势，内外兼治，方可取得理想的疗效。

6. 针药并用针刺治疗面瘫思路

陈沁鋆　2018 年 3 月 27 日　星期二　多云

周围性面瘫，西医称为 Bell 麻痹，是由茎乳孔内面神经非特异性炎症所致。现代医学认为，周围性面瘫与人体的免疫力下降、病毒感染等因素有关。

根据中医学理论，正气不足，经络空虚，卫外不固，风邪乘虚而入，致面部经脉痹阻，经筋失养而使肌肉纵缓是该病的病因病机。《诸病源候论·偏风口候》明确指出："偏风口是体虚受风，风入于夹口之筋也。足阳明之筋，上夹于口，其筋偏虚，而风因乘之，使其经筋急而不调，故令口僻也。"指出面瘫发病伤在阳明经脉与经筋，因此强调补阳明经脉气血为治其之本。

本院一女同学因面瘫前来求治，老师嘱患者平卧位，依次针患侧睛明、巨髎、阳白、瞳子髎、攒竹，健侧颧髎、合谷。除睛明穴外，其他腧穴都留针。

细看老师针刺穴位的顺序，似乎与我在临床通常看到的针刺方法不一样，不知有何讲究呢。"面瘫虽是针灸的优势病种，但治疗也是有讲究的。"老师说，"我的老师彭荣琛教授创立的四步法治面瘫，思路清楚，目的明确，步骤相扣，治疗效果好。"

"什么是四步法？"老师告诉我们，"一闭眼、二抬眉、三祛风、四正嘴就是四步法。今天我们第一步首先用的是闭眼方，主要治疗面瘫初期以眼睑不能闭合为主症者，这一步的主穴睛明穴，关键是针刺睛明穴手法，慢进慢出不留针，而且针刺深度特别重要，不到一定的深度是没有效果的，刚才大家都看到了。另外，不论哪一步都必须注意选穴时患、健侧的配合，这也是调整阴阳平衡很关键的一点。"

针刺后，老师对患者说："配合吃点中药恢复得更快些。"我脑海里立马想起曾学过的牵正散，正回想着其方药组成，却见老师拟方 7 剂补中益气汤化裁。

补中益气汤是临床常用方，原为饮食劳倦伤及脾胃，致脾胃气虚，清阳不升之证所立，此案为何选用此方呢？老师的辨证依据及思路是什么呢？

古人认为，面瘫多因外感风寒之邪直中面部经脉所致，正如《诸病源候论·风病诸候上·风口涡候》曰："风邪入于足阳明、手太阳之经，遇寒则筋急引颊，故使口㖞僻，言语不正，而目不能平视。"当然，除外因外，亦多伴情志不遂、房劳精耗等致体虚之内因，如《类证治裁·卷一·中风论治》云："㖞斜，因血液衰涸，不能荣润筋脉。"可见本病总属本虚标实，以脾胃气虚兼卫表虚为其本，以风寒之邪为其标，正虚邪侵，使气血运行失畅，阳明经脉失养，出现面部肌肉纵缓、运动不利等症状。

周围性面瘫之疾为风邪侵入阳明胃络，《素问·评热病论》云："邪之所凑，其气必虚。"必因正气不足，而肺主一身之表，肺气虚不能固表，胃气虚络脉受损，当治以扶助正气为主，兼以疏风散寒通络，故以培土生金之法兼顾表里，金元医家李东垣所创补中益气汤正切中病机。

柯韵伯在《古今名医方论》中评补中益气汤云："是方也，

用以补脾，使地道卑而上行；亦可以补心肺，损其肺者益其气，损其心者调其营卫也。"更彰显东垣"脾胃一虚，肺气先绝"之论。方中最妙之处乃升麻、柴胡除升阳举陷外，亦可引清气上行，助卫气以驱头面所受之风邪。全方共奏补脾益气、升阳固表、扶正祛邪之效。然以祛风通络为主的牵正散专为外风侵入头面经络而设，因此对于正气不足、外邪入中、瘀血阻络所致面瘫并非所宜。

回顾此案，老师紧抓病机，标本兼顾，针药并用，必当正气可复，外邪可除。

期待老师后续每一步的治疗。

老师点评

周围性面瘫是临床常见病、多发病，中医学因人制宜、辨证论治，始终围绕调整阴阳平衡为法是论治面瘫的关键，但治疗思路的设计、治疗手法的运用是取得疗效的重中之重。四步法针刺治疗周围性面瘫重点突出、步骤明晰，易于掌握，且临床屡用必验。

7. 抓主症定主穴治周围性面瘫

陈沁蓉　2018 年 4 月 21 日　星期六　晴

回顾老师四步法针刺治疗面瘫的案例，感触颇深。治疗思路清晰，按部就班，虽然点到为止，但环环相扣，效果迥然。

四步四方联用，一闭眼、二抬眉、三祛风、四正嘴，体现了抓主症定主穴；治神为先，步步为营；远近相配，"合谷"贯穿；患健配合，协调阴阳；手法讲究，针刺到位的特点。全过程共达祛邪扶正、疏通经络、协调阴阳之旨，临床疗效明显。

周围性面瘫以一侧面部表情肌瘫痪，额纹消失，不能皱眉，眼裂闭合不全，闭眼时，瘫痪侧眼球向上外方转动，露出白色巩膜等为主要表现，临床称之为贝耳现象。患侧鼻唇沟变浅、口角下垂，露齿时歪向健侧，因口轮匝肌瘫痪而鼓气或吹口哨时漏气，因颊肌瘫痪而食物易滞留于患侧齿颊之间。病变在鼓索参与面神经处以上时，可有同侧味觉丧失。总之，其主要表现在眼、眉、嘴三部分功能失调。

根据主症不同，分别拟闭眼方、抬眉方、正嘴方，其中闭眼方的主穴为睛明穴，属足太阳膀胱经，位于目内眦角稍上方凹陷处；抬眉方的主穴是阳白穴，属足少阳胆经，位于目正视，瞳孔直上，眉上1寸；正嘴方的主穴为人中和承浆，属任脉，分别位于口唇上下，这就是发挥腧穴的近治作用。

当然，除症状的治疗外，仍不忘病因的治疗，所以拟祛风方以散风邪，以足少阳胆经之风池为主穴，既可祛外风，又可祛内风，这就是周围性面瘫的治疗思路。

8. 以神为先治周围性面瘫

陈沁鎏　2018 年 4 月 21 日　星期六　晴

周围性面瘫的三大主症中，闭眼不能不仅是引起睡眠不佳，而且还是导致心神、情绪不安的因素，由此影响整个病程的走向，所以将闭眼作为治疗的首要一步是中医学治神的体现，也有助于疾病向愈的进程，正如《黄帝内经》云："凡刺之法，必先治神。"老师在临床也常常强调治神的观念，正如擒贼先擒王，尤其是针对慢性顽固性疾病，如中风偏瘫、哮喘等。

当然，针刺手法到位也是取得疗效的关键，如第一步闭眼方主穴睛明穴的针刺重在左右手的配合、针刺的深度及行针的速度。老师临床常常强调《难经》中的话"知为针者，信其左"，告诉我们右手持针，左手辅助的重要性。所以在针刺睛明穴时，只见老师左手拇指护住针刺侧的眼球，右手慢慢进针，深入至 0.8~1.2 寸后，再慢慢出针，并用左手拇指指腹顺势轻压睛明穴。只有针刺到位，一般 2~3 次闭眼功能明显改善，即进入第二步抬眉方，然依次为第三步祛风方和第四步正嘴方。

好的开始是成功的一半，闭眼初步改善后，进入第二步选抬眉方，其方中足少阳胆经之瞳子髎穴继续延续闭眼的功能，以此类推，四步的选穴相互契合和关联，达到既向前推进，又巩固和加强的作用，体现步步为营的思路。

老师点评

《素问·宝命全形论》云："凡刺之真，必先治神。"治神乃医生之神和患者之神，两神契合方谓也。为医者只有树立治神的观念，在针灸临床治疗中才具有主动引领的作用，而且对提高临床疗效大有裨益。

9. 治周围性面瘫注重配穴技巧

陈沁鋈　2018 年 4 月 21 日　星期六　晴

十二经脉以纵贯上下、左右对称循行于全身，针对周围性面瘫阴阳失调的病机，针灸取穴讲究远近、左右相配，全方位调动经络，以调整人身左右之阴阳，达到阴阳平衡的作用。

如四步四方在选穴上不仅取患侧腧穴，同时也取健侧腧穴，正如《灵枢·官针》有云："巨刺者，左取右，右取左。"周围性面瘫是因外感风寒之邪入侵，一方面体现了中医学左病治右、右病治左的治疗思路，同时这也是调整阴阳平衡很关键的一点。

周围性面瘫的产生本身就是阴阳失衡的体现，故协调阴阳贯穿治疗的每一步。且针对治疗后期出现的倒错现象，其避免的方法就是在针刺的时候既要治疗患侧，也要顾及健侧，使阴阳能够协调统一。

值得一提的是，不论哪一步或哪一方，合谷穴始终贯穿其中，正如《四总穴歌》有"面口合谷收"，作为远端穴配合近部腧穴，那么合谷穴除循经取穴外，还有什么特殊性呢？

老师说，合谷穴是手阳明大肠经原穴，阳明为多气多血之经，又《灵枢》有"手阳明大肠经脉……主津所生病者也"，气血充则筋肉养；《标幽赋》谓："更穷四根三结，依标本而刺无不痊。"故根结相连，上病下取。针刺合谷穴时，患健侧交替针刺，既可避免耐针性，又可发挥其作用。

老师点评

针刺处方的有效性除了严密合理的组方架构之外，还关乎熟练的腧穴配伍技巧和准确的选穴思路，这是针刺临床治疗环环相扣思维的体现。

10. 重症肌无力针刺手法之妙

陈沁鎏　2017年8月5日　星期六　晴

初入临床的我，总以为针刺只要辨证准确、选穴正确就能取得疗效，但在临床跟师中发现老师非常讲究针刺手法，也就是针灸之"术"的重要性，这是我们年轻的医生往往忽略的部分。

那么何谓"术"呢？老师告诉我们，简单地说"术"就是针刺的手法，但从更高层次上说，属于针刺"得道"的范畴。正如《灵枢·行针》曰："或神动而气先针行，或气与针相逢，或针已出气独行，或数刺乃知，或发针而气逆，或数刺而病益剧。"意思是针刺若不懂针道，则不能和患者之神气相契合，就达不到治疗效果，甚至还会加重病情。所以临床跟诊时，总是细心观察老师的手下功夫，发现老师针刺讲究的"术"不单单指补泻手法，还包括进针手法、针刺方向、调针次数、针刺层次、针刺顺序等。

记得2017年7月27日门诊来了一位二十多岁的年轻女性。其个头不高，形体消瘦，面色稍黄。老师说，这是位老患者，患重症肌无力病史七年余，主要表现在眼睑、面部、舌头及吞咽功能方面，以晨起为甚。曾辗转省内外多家医院，一直以泼尼松激素等治疗，症状未见改善，总是反反复复发作，尤其是感冒时加重。翻阅其病历，眼睑下垂、眼球转动不灵活，表情淡漠，讲话不清晰、构音困难，常伴鼻音，咀嚼无力、饮水呛咳、吞咽困难等症状。在老师门诊针药并治一个多月后都明显改善，即使感冒也未见加重趋势。

查阅资料了解到，重症肌无力是一种由神经－肌肉接头处传递功能障碍所引起的自身免疫性疾病，临床主要表现为部分或全身骨骼肌无力和易疲劳，活动后症状加重，经休息后症状减轻。窃想该症应属中医学"痿证"范畴。《黄帝内经》有云"治痿独取阳明"，阳明多气多血之经，乃中焦脾胃是也。脾为后天之本，气血生化之源。脾主升清，脾虚气陷，则升清无力，故脾胃虚损、气血亏虚是导致重症肌无力发生的根本原因和始动原因，那么看来补脾胃、益气血乃当务之急。

老师说："重症肌无力病程长，临床治疗非常棘手，该患者以眼、舌、咽喉上部症状为主，从中医学角度看，除了常规讲的与脾主肌肉有关外，还要关注阳气的问题，中医学有'清阳出上窍'的理论，何况晨起为甚也正是阳不升清的表现。所以在激素等西药治疗不变的情况下，我们从中医学整体治疗的角度考虑应首先要控制病情的发展，这个过程一定得守得住，这就是中医学所说的'治内伤如相'。"

老师在辨证指导下，以阴陵泉、足三里或二间、三间为君穴，均可调动中焦元气以补脾胃、益气血。其中左侧阴陵泉、足三里两合相配，健脾胃以强肌肉。其中阴陵泉进针后在其骨膜上点刺10下后再沿着骨边深刺，并行擦骨膜手法。老师说，擦骨膜实际就是短刺，属于《黄帝内经》二十六刺之一。所谓短刺，即距离短，靠的近，以上下摩骨也。

根据《素问·痿论》云："治痿独取阳明，各补其荥而通其输。"故取手阳明大肠经的荥穴二间、输穴三间补火生土。而二间、三间采用东垣针法之导气法。何谓"导气"？徐入徐出，谓之导气。《黄帝内经》云："一刺出阳邪，二刺出阴邪，三刺出谷气。"导气法正是通过徐入徐出且深刺的手法，调动人体的谷气，调补脾胃后天之本，充养于四肢肌肉。

"导气法"深刺臣穴神门，其乃手少阴心经的原穴，体现三个方面的作用：一是"心开窍于舌、舌为心之苗"；二是因心主神志，具有调神安神的功能；三是"虚则补其母"，用之补火生土。值得一提的是，老师在治失眠时，神门穴却是用轻浅的手法，这就是治疗目的不同，即使是同一个穴位，操作手法也是不同的。为什么呢？老师说："失眠的患者本身神经就敏感，手法轻浅有利于安眠。而本案是为了达到调动谷气以补土气的目的。"

臣穴督脉之百会，督脉乃总督一身之阳，百会乃百脉之会也，可升举阳气；配任脉之廉泉穴以交通阴阳。因久病入络，补左合谷配泻右三阴交活血化瘀，共为佐穴。

局部取左四白、右阳白、左瞳子髎为使穴，不留针。其中四白穴行合谷刺，其属五刺之一，正如《灵枢·官针》云："合谷刺，左右鸡足，针于分肉之间，以取肌痹，此脾之应也。"主要用于治疗与脾有关的疾患，正切合脾胃虚弱之病机。

全方集左右、上下、远近相配，多种手法于一体。对于久病者，先取远端腧穴以调动人体正气、再取近部腧穴以达到事半功倍的效果。从选穴配穴到行针手法都紧紧围绕着脾胃虚损、阳气下陷的病机，可见老师理、法、方、穴、术丝丝入扣。

老师点评

　　自《黄帝内经》以来，古人总结了丰富的刺法需要我们在临床中去揣摩和体会，可见针灸是一门最能体现临床动手能力的学科，但动手的能力是靠心来指导的，所以想获得好的疗效针刺用心最关键！

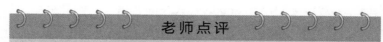

11. 辨阴阳论治中风偏瘫

石颖　2017 年 3 月 10 日　星期五　雨

　　临床患者常问，"我这偏瘫要治多久？"或"我的偏瘫好不好治呀？"等等，这是患者普遍关心的问题。

　　众所周知，中风偏瘫病位虽在脑，但与脏腑功能、经络气血都有关系，还牵涉风、痰、瘀等多个因素，总体以虚为本，且易反复发作。正如《灵枢·刺节真邪》曰："虚邪偏客于半，其入深，内居营卫，营卫稍衰，则真气去，邪气独留，发为偏枯。"

　　老师说，作为临床医生，我们应做到心中有数。中风偏瘫本就以扶正补虚为主，治疗是一个从量变到质变的过程。但就预后来说，除了与患者的病程、年龄、体质等因素有关外，还有一个重要的因素是患者偏瘫的部位，男女左右之偏瘫是不同的，这也是中风偏瘫辨证依据之关键。

怎样辨证呢？中风偏瘫以半身不遂为主症，非左即右，那么一定与左右阴阳有关了？

老师笑着答道："是的，这仅仅是可见的表象，实际上'阴阳'含义非常丰富。《素问·阴阳应象大论》里有这样一句话'审其阴阳，以别柔刚，阳病治阴，阴病治阳，定其气血，各守其乡，血实宜决之，气虚宜掣引之。'就是告诉我们，治疗首先要辨别阴阳，'阳病'和'阴病'治疗原则和方法是不一样的。阴阳即表示病因，阴邪或阳邪；又表示偏瘫的部位，左阳右阴，因此临床辨证我们一般分为阴病在阳和阳病在阴两个类型。"

记得老师曾讲过一个中风偏瘫案例，一位六十多岁的老太太，患高血压多年，因情绪原因导致脑溢血，经抢救后病情平稳，但后遗中风偏瘫，表现在右侧肢体的瘫痪。就诊时，根据其病史、诱因、症状、体征及舌脉，老师辨为阳病因瘫在右，所以属于阳病在阴。当时患者家属甚为忧虑，而老师告诉家属，患者预后是乐观的，只要配合治疗、积极康复是可以恢复的。

为什么这么说呢？老师认为，从中医的阴阳理论来看，男为阳，女为阴；左为阳为气，右为阴为血。女性右侧偏瘫说明仅仅伤及阴血为主，女性以血为本，所以右侧较左侧更易恢复。这就是《素问·至真要大论》所言："谨察阴阳所在而调之，以平为期。"

综合患者的情况，老师根据辨证，以大接经全息疗法之从阴引阳法治之。何谓大接经全息疗法？老师说，该法见于《洁古云岐针法》，即通过针刺十二井穴，以沟通十二经脉气血，使大经脉的气血得以正常交接，而从根本上解除中风患者致病因素的方法。果不其然，治疗3个月后患者右侧肢体可适度活动，尤其是右手可自主吃饭，6个月后基本可以生活自理。

为什么单独强调手的功能呢？老师常常说，中风偏瘫患者往往手比脚的功能更难恢复，而大接经全息疗法恰恰关注到了这一点，将通关过节刺法纳入到辨证治疗中，就是为了同时加强上肢及手指功能的恢复，达到全面康复的目的。

听了老师的话，我终于明白中医学中的阴阳理论不是一个空乏的概念，而是实实在在地指导着临床。

老师点评

阴阳学说本是哲学的概念，但在中医学里发挥到了极致，这种辨证的思维不仅指导着中医的理论，而且还渗透到中医临床的各个领域，既抽象又具体，正如《黄帝内经》曰："阴阳者，天地之道也，万物之纲纪，变化之父母，生杀之本始，神明之府也。"故阴阳乃辨证之总纲，临床针对中风偏瘫也不例外，首辨阴阳乃其要也，否则无法纲举目张。

12. 全息疗法针刺治疗中风偏瘫

石颖　2017年4月23日　星期日　晴

从阳引阴与从阴引阳是针刺治疗疾病的重要治法，自

《黄帝内经》时代沿用至今，临床屡获佳效。譬如针刺治疗慢性肺系疾病时，老师常取背部俞穴，正所谓"病在肺，俞在肩背"，这就体现了阴病治阳的原则。

何谓从阴引阳和从阳引阴？

记得老师曾说，首先弄清楚阴阳的内涵很重要。那么从阴引阳与从阳引阴中之"阴"和"阳"分别代表什么呢？两者前面的"阴"和"阳"表示阴经与阳经；两者后面的"阳"和"阴"表示疾病的性质，即阳邪或阴邪。正如我们在运用大接经全息疗法治疗中风偏瘫时，采取"从阴引阳"法与"从阳引阴"法分别针对阳病在阴证和阴病在阳证。

其次，"引"即引导气机。实际上，在选穴原则上属于引法范畴。因此，通过在阴阳经上引导气机出入是大接经全息疗法的内在机制。

其三，选取十二井穴为主穴，意义在于通过沟通阴阳而"阴阳相合"。井穴是阴经与阳经交接之所，依次针刺十二井，使阴阳经经气相顺接，畅通大周天。

从阳引阴法是从足太阳膀胱经之井穴，即至阴穴为起点，至手太阳小肠经之井穴，即少泽穴为终点；而从阴引阳法是从手太阴肺经之井穴，即少商穴为起始穴，至足厥阴肝经之井穴，即大敦穴为终点，均顺着十二经脉循行的顺序针刺井穴。显然，两者的起点不同，顺序不一样。

当然，为避免耐针性，强化疗效，主穴可按十二井穴、十二原穴、十二合穴的顺序，从小关节向大关节向心性针刺，循环往复推进疗程。

我很好奇，缘何分别选择足太阳与手太阴经之井穴为首穴？老师笑着说，有两个理由："一是因时制宜，顺势而为，即以天之力祛身之邪。足太阳经旺于申时，此时乃天之阴气渐盛，正是借天之正阴祛病之邪阴而治阴病在阳证；手太阴经旺于寅时，此时乃天之阳气渐盛，正是借天之正阳祛病之邪阳而治阳病在阴证。二是阴阳离合论。也就是你们学过的开阖枢理论，还记得吗？《素问·阴阳离合论》云：'是故三阳之离合：太阳为开，阳明为阖，少阳为枢……是故三阴之离合也，太阴为开，厥阴为阖，少阴为枢。'可见太阳和太阴均为开。"

何为"开"？"开"乃出入之门，太阳开则阳气出，出则游走于外，温煦周身四肢百骸、形体官窍，在阳之阴邪自无栖身之所；太阴开则阳气入，入则在内温养脏腑，在阴之阳邪便无跋扈之地。

妙哉！"天人合一""阴阳离合"，原本很抽象的理论却实实在在运用于临床中。难怪老师常言，万丈高楼平地起，夯实中医基础理论是指导临床的关键。

老师点评

从阳引阴与从阴引阳是大接经全息疗法针刺治疗中风偏瘫的主要选穴方法，充分发挥了中医天人合一和辨证论治的思想，也体现中医学的整体观念。

13. 圆机活法从阳论治颤证

林佳毅　　2016 年 11 月 12 日　　星期六　　晴

　　颤证是以头部或肢体摇动颤抖、不能自制为主要临床表现的一种病证。轻者表现为头摇动或手足微颤，重者可见头部振摇、肢体颤动不止，甚至肢节拘急，生活不能自理。中医学称之为"振掉""颤振""震颤"，早在《黄帝内经》时代就有记载，认为其与肝风内动有关。

　　我第一次遇到这样典型的案例，发现老师的治疗思路独辟蹊径，而且疗效明显，很值得回顾学习。

　　记得 2016 年 9 月 29 日上午，一位体型偏瘦的年轻男子走进诊室，视其头前倾，背微驼，面色苍白。一开口就痛苦地说："主任，我这个病很复杂，时间也很长，经人介绍来的，我想多说一些，可以吗？"老师看着他问道："没关系，您说，您现在最难受的是什么？"他回答道："我最难受的是手抖不能控制已经十余年了，而且逐渐加重，有时全身肌肉也会震颤，一直在治疗中，可未见明显好转，我这些年的病历都在这儿，麻烦您看一下。但在我还没出现震颤前，失眠很厉害，而且总有'鬼压床'的感觉，早上起床后头晕明显，伴恶心欲呕，经服抗抑郁药后症状改善。现在精神极差，什么也懒得做，平素怕冷，冬天手脚冰凉，不易出汗，喉中有痰不易咳出，纳食不香，时有反酸，食后较易嗳气，饮食油腻则腹泻，大便2日1行，成形质黏腻味臭（先硬后溏），小便尚可，入睡困难且凌晨1~2点易醒。"视其舌暗、边齿痕明显、苔薄白，边有白涎，诊其脉时患者两手颤抖明显、脉沉细弱。

陪在他身边的妻子一副忧郁的面容，小心地补充道："平常他心思细腻，思虑很多，震颤发作时，他自己说常有前额眉心处发麻，还会放射到头两侧及后部，同时有害怕恐惧和恶心呕吐的感觉。""以前医院诊断什么病？"老师问，他马上说，"做了好多次全身检查，没诊断出什么病，后来医生按抑郁症治疗，建议我吃抗抑郁药。曾有过左侧气胸，但已经好了。"

听完后，感觉患者的病情很复杂，到底应该从哪儿入手呢？

老师一边翻着患者厚厚的病历，一边说："中医学认为，颤证多因肝肾阴虚，阴虚不能涵木，肝风内动所致。明代万历年间，有一本书叫《赤水玄珠》，作者孙一奎说，颤震'乃木火上盛，肾阴不充。下虚上实，实为痰火，虚则肾虚'。意思也是肝肾亏虚是颤震的病理基础。反观患者服用中药的病史，可以看出以往确实用了很多滋肝养肾以息肝风之品，但是收效甚微，所以我们必须改变思路。"

只见老师思索片刻，拟14剂参附龙牡汤、四君子汤合奇效方加郁金、石菖蒲、琥珀粉。并交代患者心情放松，先吃药，吃完后再过来复诊。

显然，老师是从阳入手，为什么呢？期待患者的复诊！

2016年10月27日门诊，患者面带笑容走进诊室，高兴地说："主任，手抖好多了，只有提重物时才明显。我在当地又买了1周的药，一共吃了3个星期，入睡比较容易，睡眠改善了，睡得好精神状态也好多了，就是凌晨四点左右容易醒，但醒后还能睡。"诊脉时已不见患者手抖，沉脉已起、仅细滑，见其舌暗减、边齿痕、中有裂纹、苔薄白。

老师效不更方，在原方的基础上，去石菖蒲，加百合15g，再进14剂。

看到患者容光焕发的样子，真为中医的奇妙感到自豪。不过老师说，这只是初见成效，今后的路还很长，需要患者和我们密切配合。

那么老师辨证的依据到底是什么呢？

老师告诉我们，中医临床通过抓主症、参兼症、诊舌脉，最终切中病机十分关键。我们综观这个患者的病史及脉症，除主症外，还有三大症最困扰患者。

第一，"精神极差、什么也懒得做，脉沉细滑，平素怕冷，冬天手脚冰凉"。根据《黄帝内经》"阳气者，精则养神，柔则养筋"及《伤寒论》281条"少阴之为病，脉微细，但欲寐也"，说明阳气虚，属少阴证，取参附龙牡汤正合其意。

第二，"食较差，时有反酸，食后较易嗳气，食较油腻易腹泻"说明脾胃虚弱，故以四君子汤健脾益气。

第三，"睡眠差，以入睡困难且凌晨1~2点易醒为主"。凌晨1~2点丑时乃肝经所主，采用奇效方之旨意在补肝固脱，其方中之主药为味酸性温的山茱萸，山茱萸之妙不独补肝也，凡人身之阴阳气血将散者，皆能敛之。正如近代医家张锡纯认为："凡人元气之脱，皆脱在肝。故人虚极者，其肝风必先动，肝风动，即元气欲脱之兆也。"

综上，可知此病机以内脏阳虚为主，表现在肝、脾、肾三脏亏虚、功能失调，故老师理、法、方、药丝丝入扣，方能初获良效。

老师点评

　　在慢性病的治疗过程中，当按照惯例已毫无进展之时，难道就无计可施了吗？《灵枢·九针十二原》云："言不可治者，未得其术也。"回顾前医的治疗历程是寻找突破口的有效路径，凡是他人走过的弯路，我们都该避开，这就是站在"前人"的肩膀上找到捷径的方法，不可说这不是一种更有效的学习方式。

　　怎样在迷雾层层的复杂症情中，抓准病机是诊治的重点，也是中医临床能力的体现，考验着我们的中医基本功，临床抓主症固然重要，但伴随症状或兼症同样不容忽视，从中透露的信息为临床辨证起到了关键的作用。

14. 从肝论治小儿多发性抽动症

黄婷婷　　2017年3月11日　　星期六　　晴

　　在您身边是否遇见过这样的小朋友，性格调皮捣蛋，相处时会听见其发出异样的叫声，或时而自言自语，或时而做出奇怪的动作，又或者上课时注意力不集中，总遭到老师同学异样的眼光，劝说其改正时却总是不令人满意，这不仅给家长和身边的人带来了不便，还对孩子的身心健康造成了阴影。

2月24日，门诊来了一位10岁小男孩，体形微胖，一经询问，身旁的妈妈一边诉说近2年小男孩行为的异常，一边模仿其眨眼、手动、咽部发声的样子。问诊中得知，患儿既往有哮喘病史。平素喜清嗓，夜间伴有肢体不安，晨起有起床气，情绪烦躁，纳可，口干思饮，大便1～2日1行，质可。查舌红暗、苔薄，脉滑稍弱。

老师说，这就是临床常见的小儿多发性抽动症，近几年来临床发病有明显增多的趋势。早在《素问·至真要大论》中记载："诸风掉眩，皆属于肝。"中医从肝论治是其正治之法。

记得教科书中描述，此病以肌肉抽搐、喉中发出怪声或口出秽语为主要临床表现，常以频繁眨眼为首发症状，可不自主的眼、面、口、颈、肩及四肢肌肉的快速收缩，以固定方式出现，抽动时咽部可发出怪声。症状反复，可受意识的暂时控制，起病多在2～12岁之间，男孩比例较高，约半数患儿可同时伴有注意力缺陷、多动障碍，但智力正常。属于中医学"慢惊风""瘛疭""肝风"等范畴。

果然见老师以镇肝息风汤原方治之，只是易茵陈为青蒿。嘱家长尽可能转移孩子的注意力，调适孩子的情绪，逐步养成一些好习惯。

2周后复诊，患儿妈妈很兴奋地说，服药后儿子诸症均减，各种动作频率明显减少，寐安，口干未作，纳可，大便正常。诊其舌红暗苔薄，脉滑。老师效不更方，守上方7剂予之。并告诉家长关键是坚持治疗，并在日常生活中适时纠正不良习惯。

老师认为，本病责之于肝无疑，所以治疗应顺应肝的生理特性，肝体阴而用阳，喜条达而主疏泄、藏血，在体为筋、开窍于目，其声为呼、变动为握，故肝之功能失调，可见不自主运动，如眨眼、皱眉、噘嘴、怪声等，正如《小儿药证直诀》云："凡病或新或久，皆引肝风，风动而止于头目，目属肝，风入于目，上下左右如风吹，不轻不重，儿不能任，故目连劄也。"

再则小儿本就肝常有余，加之有哮喘病史，肺金克肝木，所以肝风妄动为其病机关键，治疗以镇肝息风为法则。

镇肝息风汤出自张锡纯《医学衷中参西录》，主治类中风，具有平肝息风之功。方中用生龙骨、生牡蛎、龟板、赭石镇肝、降逆、息风；芍药、甘草酸甘化阴以柔肝；天冬、玄参以养阴清肺，肺中清肃之气下行，以镇制肝木；怀牛膝补益肝肾之阴，引血下行；因肝恶抑郁，过用重镇之品，势必影响其条达之性，加青蒿、川楝子、生麦芽以疏肝理气，以顺肝木疏泄之性。诸药合之以养肝之体，顺肝之用，肝之生理功能自能正常。

老师点评

不同的年龄阶段有不同的生理特性，所以疾病也具有年龄特点。小儿多发性抽动症是临床常见的疾病之一，目前现代医学无特效的方法，越来越多患者家长十分困惑，故求助于中医学，这对中医人是个挑战也是机遇。实际上，自《黄帝内经》以来，大量的中医文献已有记载，可见古人已经积累丰富的诊治小儿多发性抽动症的经验，纵观历代医家的诊治思路，不外乎顺应脏腑功能，以调整五脏六腑的平衡为治疗之重。

15. 甲乙归藏汤治抽搐症

卢慧蓉　2018年4月14日　星期六　阴

昨天特需门诊，患者一坐下，老师马上问："怎么样了？"他高兴地说："主任，太好了，上半身再也没抽动了，后来又吃了2周，到现在都好好的，我今天来是看其他毛病的。"

记得3月13日门诊来了一位忧心忡忡的老爷爷，细问下得知，其于3天前凌晨起夜时，突然出现上半身及下巴不自主抽搐，无疼痛等不适，家人担心脑部疾病所致，当日到医院查脑CT，未见异常，经人介绍前来就诊。刻下：以阵发性发作上半身及下巴不自主抽搐，纳可，入睡困难、寐欠酣、醒后难复睡，大便尚调，每晚起夜3次，口干思饮，舌质暗红、苔薄黄腻，脉细弦。我心想"抽搐"应属中医风证，从肝论治无疑，老师会如何处方呢？

只见老师快速写下：珍珠母30g，龙齿10g，沉香3g(冲服)，柴胡10g，薄荷5g（后下），柏子仁15g，首乌藤30g，白芍15g，炙甘草6g，丹皮10g。7剂，每日1剂，每日2次温服。

老师问："大家知道这是什么方吗？"看出我们的疑惑，老师说道："此方名甲乙归藏汤，出自晚清四大名医之一费伯雄的《医醇滕义》，方名很有意思，甲乙是天干，'甲'指甲木属胆，'乙'指乙木属肝，'归'为使动词，'藏'乃藏也，注意是储藏的'藏'，而不是藏象或脏腑的'藏'，这个很关键，处方之名实际上告诉我们该方可使肝胆逆乱之气归藏于内，这就是有其名必有其意。临床常用来治疗不寐及郁证。""那为什么可以用来治疗抽搐症呢？"老师说，"这就是抓病机，你们回去仔细查一下资料。"

确实没有学过这个方，经查文献，甲乙归藏汤治"身无他苦，饮食如常。唯彻夜不眠，间日轻重，如发疟然……此实与厥阴同病，甲乙同源，互相胶结，故有起伏，而又延久也。"其由"珍珠母、龙齿、柴胡、薄荷、生地黄、归身、白芍、丹参二钱，柏子仁、合欢花、沉香、红枣、首乌藤"组成，具有平肝潜阳、疏肝解郁、养血安神之效。

1周后，老爷爷神采奕奕地走进门诊，开心地说："吃了中药后已经感觉好多了，抽动未再发作。目前还有些入睡困难，寐欠酣，多梦，口干思饮。"查其余无特殊，老师综合脉症，守原方加琥珀粉 3g（冲服），嘱患者再服 7 剂，以巩固疗效。

真是神奇！那么老师的治疗思路是什么呢？

老师说，《素问·至真要大论》载"诸风掉眩，皆属于肝"，《素问·阴阳应象大论》亦云"风胜则动"。可见一切"动"的症状皆与肝风紧密相关，这就是中医学的取类比象。当然，肝风内动有很多原因，虽有肝热动风、肝阳化风、阴虚动风、血虚动风的不同，但无外乎都有肝气逆乱的表现。

患者年过七旬，肝肾不足，阴血亏虚，正如《素问·阴阳应象大论》曰："年六十，阴痿，气大衰，九窍不利，下虚上实。"阴虚不足以制阳，阳气偏亢；近因情绪欠畅，肝郁化火，暗耗肝阴，肝阳上亢，致使肝胆之气不能归藏于内，而上逆作乱发为本病，甲乙归藏汤正切中病机，故效如桴鼓。

通过此案，不仅认识了甲乙归藏汤的含义，而且掌握了抽搐症的病因病机，实乃获益良多。

老师点评

　　甲乙归藏汤出自清末医家费伯雄《医醇賸义》，作为孟河学派的奠基人，他博览《黄帝内经》《伤寒杂病论》及后世诸名医著述，谨记"医虽小道系甚重，略一举手，人之生死，因之可不敬惧乎"I强调诊病时必须明经络，知病由，能立法，会变通。值得后辈学习。

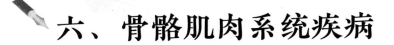

六、骨骼肌肉系统疾病

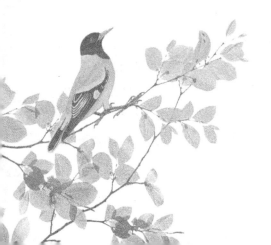

1. 附子汤妙治类风湿关节炎

陈沁鉴　　2017 年 8 月 31 日　　星期四　　晴

　　2017 年 7 月 22 日，门诊来了一位中年女性患者，面色晦暗，时值盛夏却穿着长衣长裤。自诉类风湿关节炎病史一年余，手指关节肿痛僵硬加重三月余，在某三甲综合性医院查类风湿因子 47.7IU/mL，血沉 63mm/ 小时。刻下：手指关节肿痛明显，指关节僵硬感以晨起和夜间尤甚，活动后减轻，神疲乏力，畏寒，纳可，寐时多梦，半夜至凌晨 3 点易醒，醒后感乏力、手指肿痛僵硬感加重，大便日行 1～2 次，质软不易成形。末次月经：2017 年 6 月 28 日～7 月 4 日，量可，色稍暗红，血块多，无痛经。结婚 2 年，未避孕但未孕。观其舌淡红、边有齿痕、苔薄，诊其脉沉细滑。

　　我想，类风湿关节炎简称为"类风关"，属于风湿免疫性疾病，中医怎么治疗呢？

　　老师说："类风湿关节炎与风湿关节炎症状似乎很类似，都属中医学'痹证'范畴，但两者有本质的区别，类风关除与外感六淫有关外，与人的体质密切相关。目前，现代医学认为，其病因尚未明确，可能与遗传、感染、性激素水平等有关。临床治疗颇为棘手，所以必须全面综合考虑。"

　　只见老师予 7 剂附子汤化载，并嘱患者注意保暖、避风寒。

经过一个月的治疗，患者手指肿胀消失，晨昏僵硬、疼痛明显缓解，不再畏寒怕冷。老师综合脉症，效不更法，在原方基础上稍作加减，告诉患者坚持调理。

"从《伤寒论》第304、305条描述的附子汤证，张仲景明确告诉我们附子汤主治两寒两痛。"老师问道，"那么其治疗机理是什么呢？"

翻阅《伤寒论》，可以看出附子汤证之病因乃肾阳虚衰所致，肾为先天之本，元阴元阳之所在，若失其用，则诸脏无济，正如《素问·生气通天论》曰："阳气者，若天与日，失其所则折寿而不彰，故天运当以日光明。"而肾乃寒水之脏，易受寒伤，损及肾阳，阳虚则寒凝，寒主凝滞，寒主收引，故寒、痛、僵并作。符合"阳气者，精则养神，柔则养筋"之理论。该患者素体阳虚，脉症同附子汤证，故以其"兴阳之法"温经扶阳、除湿止痛而初见成效。

老师说，若论温阳之剂，阳和汤与附子汤的区别在哪呢？我们临床常常用阳和汤治强直性脊柱炎，取得较好疗效。实际上，强直性脊柱炎与类风湿关节炎都是风湿免疫性疾病，从中医学角度来说，归属"痹证"范畴，二者有何不同吗？我们知道，强直性脊柱炎病变主要表现在脊柱，亦可见于骶髂关节与周围关节，临床以腰骶或背部不适，僵痛，活动受阻为主症。根据其病位多从督脉考虑，督脉为阳脉之海，所以温养督阳为其主要思路。阳和汤方中鹿角胶一味入督脉，犹如离照当空，阴霾自散。其补血与温阳并用、化痰与通络相伍，温阳补血以治本，化痰通络以治标。而类风湿关节炎以四肢末端小关节受累为主，脾主四肢，与脾阳亏虚有关，但脾阳需肾阳的温煦，所以脾肾阳虚是其主要病机，故附子汤温补脾肾之阳以祛寒除湿止痛。

综观本案，老师抓住疾病缠绵难愈的特点，痛为阴证，阳虚为本，久病慢性病当从脏而治，从肾阳入手切中病机关键。但虚不受补，告知患者治从徐徐而入，不可一蹴而就。

老师点评

类风湿关节炎与风湿关节炎虽同属于中医学"痹证"的范畴，但病机上有本质的区别，故在辨病的基础上，中医学论治类风湿关节炎从脾肾阳虚入手，方能切中要害，执简驭繁。

2. 温阳法论治强直性脊柱炎

黄婷婷　2016 年 9 月 13 日　星期二　多云

强直性脊柱炎俗称"死不了的癌症"，可想而知这是一种怎样的疾病，虽不要命但纠缠难愈。老师说，曾跟随国医大师朱良春教授门诊时，见过最年轻的强直性脊柱炎患者才 20 岁，但看上去却如六十多岁的老头，弯腰驼背，形如枯槁，面容憔悴，其状甚是可怜，这种身心摧残无以言状的痛苦，患者苦不堪言。作为医者，面对这样的患者有时真的无能为力，但这也成为我们探索医学的一种动力。

去年深秋某日，一位四十岁左右的男患者走进诊室，视其身材高大，五官俊俏，美中不足的是面色晦暗，额部似有黑斑一片，两颊黄褐斑明显，神色焦虑。他开口第一句话就是："我有强直性脊柱炎多年，想调理。"详问之后，得知其最难受的是脊背拘紧不适、腰部酸痛、行走时双足跟酸痛、手足怕冷反复发作多年，长期服用西药维持，故特来求诊。自诉口干思饮，饮不解渴，望其舌淡红、边齿痕、苔白腻，诊其脉沉。

老师边开药边对我们说，"这个病中医很形象地称之为'龟背风'，我的老师、国医大师朱良春教授对此研究颇深，积累了丰富的临床经验，他认为肾虚督亏是该病的关键病机，也是符合经络辨证的。我们来看看症状，如'脊背拘紧不适'正是督脉循行之处，'腰部酸痛、足跟酸痛'表明与肾有关，中医学有"腰为肾之府"及足跟乃肾经所过。"

窃思如果从肾论治，我脑子里马上浮现一堆《方剂学》中补肾的处方，比如六味地黄丸、金匮肾气丸等，如果从督脉论治，还真想不到用什么处方？至于肾虚督亏证中医该怎么治呢？

只见老师开出了二仙汤合苓桂术甘汤。为什么？老师说，从症状及舌苔脉看，目前属于肾督阳虚为本，痰湿阻滞为标。

1个月后，患者复诊，看他嘴角上扬，带着轻松的语调说："吃完药后，腰酸减轻，晨起脊背僵紧感缓解，畏寒减轻，大便成形，但左侧骶髂部有持续性刺痛，活动后缓解。"询问其精神尚可，口干思饮减轻，晨起口微苦，纳寐安，二便正常，望舌红苔薄。可见腻苔基本消除，痰湿已化，老师治以阳和汤，连续2周。

暗想阳和汤出自《外科证治全生集》，专为阴疽之外科常用方，老师却用来治疗强直性脊柱炎，用意何在呢？令人百思不得其解。心里也对这个病案越发感兴趣，不知疗效会怎么样，期待后续。

不成想患者第4次来诊时，他欣喜开怀的样子给我留下了深刻的印象。我们急切地问道："怎么样了？"他马上说："太好了，不仅症状明显改善，舒服多了，你们看，我额头黑斑淡多了，连皮肤也变光滑了，黄褐斑也减少了。"这是他连续服用阳和汤2个月后的反应。听到这儿，心里不仅为患者感到开心，而且也诧异和惊叹有如此疗效！

老师强调，尽管如此，这只是阶段性的疗效，但这终究是个难治之疾，仍需有始有终，坚持守得住的原则，中医治疗慢性病一定是从量变到质变的过程，所以还有很漫长的路要走。

反观整个过程，不论是以二仙汤合苓桂术甘汤，还是以阳和汤治之，老师总以温阳法一以贯之。为什么呢？

查找古典医籍发现，强直性脊柱炎，中医学没有相应的病名，这是现代医学的名称。但根据其症状特点，属中医学"肾痹"的范畴。所幸《黄帝内经》以来，历代医籍中多有记载，看来自古就有类似疾病。如《黄帝内经》曰："风寒湿三气杂至，合而为痹也……以冬遇此者为骨痹……骨痹不已，复感于邪，内舍于肾……肾痹者，善胀，尻以代踵，脊以代头。"《难经·二十九难》云："督之为病，脊强而厥。"明代医家张介宾说："痹证大抵因虚者多，因寒者多，惟气不足，故风寒得以入之。"

这三段话什么意思呢？其实告诉我们三个含义，一是描述了强直性脊柱炎的症状特点："尻"即屁股，古人用"尻以代踵、脊以代头"，形象地比喻患病后脊椎弯曲的样子；二是道出了患者的主观感觉是自觉脊背僵硬感；三是指出强直性脊柱炎的发病诱因是虚与寒。总结如此全面实在惊叹老祖宗的智慧！

从第一层含义看，可以说本病发病不是一蹴而就的，而是有个漫长的过程。正应验了中医学"久病及肾""久病必虚"的道理；从第二层含义看，疾病的病位在脊背，乃督脉所属。督脉者，阳脉之海也。根据《黄帝内经》"阳气者，精则养神，柔则养筋"说明阳气亏虚、肾督失养是脊背肌肉筋脉僵硬不舒的原因；从第三层含义看，疾病的发生是在正虚的基础上，由风寒外邪侵犯导致，正应验了《黄帝内经》"正气存内，邪不可干"的正确性，强调了正气在人体的重要性。

近年来，中西医结合治疗强直性脊柱炎的研究表明，温阳药既能改善血液循环，又能促进能量代谢，有助于提高人体的免疫功能，由此说明中、西医理论有着异曲同工之妙。

可见老师治疗强直性脊柱炎全程使用温补阳气的方法是有理可循、有据可依的，也可以看出阳气在人体中何其重要，正如《黄帝内经》曰："阳气者，若天与日，失其所则折寿而不彰，故天运当以日光明，是故阳因而上，卫外者也。"将人体的阳气比作天上的太阳，从内至外，贯穿全身，主宰命运，所以固护一身之阳气，可永葆生命活力，正如俗话"有阳气则生、无阳气则死"。因此老师强调针对这样的患者除正常的治疗之外，顺应自然的养生保健也很重要。

老师点评

　　强直性脊柱炎是一种主要侵犯脊柱，并累及骶髂关节和周围关节的慢性进行性炎性疾病。现代医学认为，其发病与遗传、感染及免疫等因素有关，临床治疗颇为棘手。从中医而言，强直性脊柱炎属"肾痹""骨痹"范畴，根据其特点，国医大师朱良春教授认为，其病机为肾督阳虚，验之临床屡获良效。继承和弘扬名老中医药专家的学术思想和临床经验，是后学者提高临床能力和拓展中医思路的有效捷径。在中医学经典理论的指导下，发挥中医学整体观念的优势，辨证结合辨病论治亦需要一个从量变到质变的过程，这就是俗话说的"病来如山倒，病去如抽丝"。所以不仅考验医生的坚持，还考验患者的耐性，医患之间的配合很关键。

3. 针刺治疗急性腰扭伤

林建荣　2016 年 8 月 24 日　星期三　晴

　　细观老师临床针刺治疗，始终以中医学理论为依据，理法方穴术，组方严谨，君臣佐使，丝丝入扣，穴少而精，疗效显著。

　　记得 2016 年 7 月 23 日周六门诊时，一位由家属搀扶的六旬老太太来就诊，表情痛苦，移动缓慢，起坐困难，细问乃知前几日因弯腰提重物后突觉腰部剧痛，持续不减，活动或咳嗽时疼痛加剧。曾就近医治，以"急性腰扭伤"住院治疗，静滴活血化瘀药等药物（具体不详），并配合局部针刺治疗未见好转，今特寻老师诊治。查其局部肌肉紧张、按之痛甚，视其舌暗、苔薄白，诊其脉弦。

窃思急性腰扭伤本就是针刺的优势病种，记得老师曾在国外行医时遇到一位年轻的华裔厨师急性腰扭伤，仅点刺龈交穴而治愈的案例，而且局部针刺应该会有效呀？那怎么办呢？老师常说，当常规的方法无效时，我们就该另辟蹊径。

老师嘱患者站立，老太太在家属的帮助下艰难的站起来，只见老师托着患者的左手，取其养老穴一边行针一边让患者前后左右慢慢活动腰部，大约1分钟后，患者坐下，再针右侧太溪穴和左侧昆仑穴，最后再针两侧的攒竹穴。半小时后取针，老太太自觉腰部疼痛明显减轻，站立行走不用搀扶，能前后活动腰部。老师嘱患者回家好好休息，过两天再来治疗。

正如老师经常强调，针刺取穴绝不仅仅是头痛治头、脚痛治脚。配穴特点除循经取穴外，辨证施穴也很关键。如根据经脉循行，足太阳膀胱经行腰部，取其经之穴昆仑、攒竹疏通经脉；腰为肾之府，取足少阴肾经原穴太溪穴补益肾精正是此意。

3天后，见患者满脸笑容地自行走了进来，大声地说："太神了，原来腰部针满了都没好，现在腰部一根针都没扎，就5根针，腰就不痛了。"这次老师在原来的方法和配穴的基础上，减少两个攒竹穴，仅取3个穴位以巩固疗效。

为什么呢？老师经常要求我们必须"知其然而知其所

以然"。

第一，动静结合，以动制静。老师说，"养老"穴者可养老也，临床治老年病、抗衰老非其莫属。急性腰扭伤以腰部疼痛剧烈、活动受限为主症，养老为手太阳小肠经之穴，同气相求，以疏通足太阳膀胱经气血，边动边刺以调动经气，达到疏散气血"通则不痛"的目的。

第二，老师针刺注重细节。常常告诉我们，"细节决定成败"在针刺中体现最明显，针刺讲究每个环节都到位，不论是针左针右，还是先针后针及手法都是不一样的。如针刺取穴左右的不同与人体左右之阴阳气血所属有关，正如《素问·阴阳应象大论》云："左右者，阴阳之道路也。"所以右侧太溪取其滋阴柔筋，缓急止痛的作用；左侧养老、昆仑乃调动太阳经脉阳气，以动制静的目的。

第三，因人而针是针刺取穴很重要的一部分。老师说，青壮年的急性腰扭伤有时仅仅单穴即可见效，而患者年逾六旬，肝肾已虚，气血不足，所以我们选养老而不是后溪，我们用昆仑配太溪而不是委中，这符合中医学因人制宜的思想。

老师点评

急性腰扭伤是针灸临床常见病、多发病，也是针灸临床的优势病种。中医学有"腰为肾之府"之说，又足太阳膀胱经和督脉贯脊过腰，所以腰病与肾经、膀胱经和督脉都密切相关，但是临床治疗仍然千差万别，因人之年龄、体质等不同而不同，何况针灸不仅讲究的是"理"，而且还同样注重"术"，采取动静结合的手法针刺治疗腰扭伤每每取得满意疗效。

4. 肾着汤治急性腰冷痛

陈沁鋆　　2017 年 10 月 19 日　星期四　晴

2017 年 10 月 12 日门诊，来了一位体型偏胖的年轻男患者，自诉 1 周前因受凉劳累后出现腰冷痛，久站久坐、弯腰负重时症状加重，俯卧休息时减轻，无下肢放射痛及麻木等症，未曾诊治，因症状无缓解而来求医。刻下：腰痛，伴环腰一周冷感明显，僵硬不舒，纳可，大便日行 1 次，小便正常，舌淡苔白、微腻、有瘀斑，脉细。查体：腰椎生理曲度存在，无明显侧弯畸形，L_3 ~ L_5 棘突、棘间、棘突旁侧压痛（-），叩击痛（-），放射痛（-）。

当时建议患者针灸刺疗，因患者畏针，只得改用内治法。记得老师治腰腿痛常用清代医家张锡纯的曲直汤而屡获佳效。那么该患者是否适用呢？

只听老师说道："根据患者主诉、查体，可能与腰肌劳损有关。我们教科书上腰痛的中医学辨证有四型，分别是寒湿腰痛、湿热腰痛、瘀血腰痛、肾虚腰痛。另外，请大家注意患者还有一个自觉症状是环腰部一周的寒冷感，根据经脉循行，属带脉范畴，遵循六经辨证的思路，用张仲景《金匮要略》肾着汤如何？"

只见老师处方：茯苓 15g，炒白术 10g，干姜 10g，炙甘草 6g，蒲黄 10g，五灵脂 10g。7 剂，水煎服，每日 1 剂，每日 2 次温服，嘱其避免久站久坐，少弯腰负重，加强腰背肌功能锻炼。

查阅书籍得知，肾着汤出自《金匮要略·五脏风寒积聚病脉证并治》，其云："肾着之病，其人身体重，腰中冷，如坐水中，形如水状，反不渴，小便自利，饮食如故，病属下焦，身劳汗出，衣里冷湿，久久得之，腰以下冷痛，腹重如带五千钱，甘姜苓术汤主之。"可见仲景为肾着病而创制，难怪又称肾着汤，条文详细论述了肾着汤证的成因、临床特征及病位，正如《金匮要略心典》云："肾受冷湿，着而不去，则为肾着。"

7 剂药后，患者腰痛、腰部冷感明显减轻。老师综合脉症，效不更法，守上方稍进退 7 剂，2 日服 1 剂，每日 1 次，每天上午温服，以善后调理。患者取药后，特意过来问道："药吃完后，还需要来看吗？"老师说："症状消失了，就不用吃药了，年轻人好得快，平时别老坐着玩电脑，加强一些锻炼吧。"

思此案，该病缘于风寒湿邪侵袭腰府，而联想起《金匮要略心典》关于肾着的病位论述，其云："其病不在肾之中脏，而在肾之外腑。"因腰为肾之腑，故肾之外腑是指腰部。患者主诉环腰一周冷痛感也正是带脉循行的部位。我们知道，带脉如带状，绕腰一周而行，正在腰部。其属奇经八脉，功如其名，有约束诸经的作用。

肾着汤由甘草、白术各二两，干姜、茯苓各四两组成。方中重用干姜意在散寒除湿，使邪从表解，正如《神农本草经》谓干姜"逐风湿痹",《药性论》云其：治腰肾中疼冷……去风，通四肢关节。白术主要不是取其健脾益气、燥湿利尿的功效，而是择其治疗风寒湿痹的作用，《神农本草经》谓白术"主风寒湿痹"，《本草汇言》云其"散湿除痹"，《药性论》曰其可"主大风顽痹"。水湿内停下焦，因势利导，故重用茯苓，引导水湿从小便而去；甘草调和诸药。

现代伤寒大家胡希恕先生曾说："方证是六经八纲辨证的继续，亦即辨证的尖端。"并特别强调"中医治病有无疗效，其主要关键就在于方证辨得是否准确"。所以肾着汤与曲直汤同为治腰痛的名方，两者之证是完全不同的。

《金匮要略》告诉我们，肾着汤以散寒祛湿、利水通痹为法，治疗寒湿下侵腰府，带脉约束不利所致。寒湿为有形之阴邪，湿性趋下，乘劳作之虚，侵袭腰府及以下，致使经脉受阻，气血运行不畅，可见腰府及以下冷凉、疼痛、麻木等症。而张锡纯的曲直汤以补肝益肾、通利气血为法，治"肝虚腿疼，左部脉微弱者""肝足厥阴之脉……是动则病腰痛不可以俯仰"以肝肾亏虚，气血凝滞所致的腰痛。因此中医学只有辨证无误，方可药到病除。

老师点评

中医学治疗腰痛方法多样，但因人而异，无论何种方法，都必须在中医学经典理论的支持和指导下，根据辨证要点，方证契合。

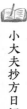

5.针药并治腰腿痛思路

石颖　2017年8月10日　星期四　晴

　　2017年7月27日门诊，来了一位年过七旬的老太太，乍一看身材高大，形体偏胖，但面色苍白，面容愁苦，自诉腰酸痛已有四月余，伴下肢关节酸痛，曾局部针灸治疗，效果不显著。CT示：第4腰椎Ⅰ度滑脱，$L_3 \sim L_4$、$L_4 \sim L_5$、$L_5 \sim S_1$腰椎间盘膨出，椎管狭窄。既往有高血压病史40年，最高血压达160/80mmHg，服用三种降血压药物控制；有长期头痛的病史，服用天麻钩藤颗粒后可缓解；今年多次体检发现，血糖偏高，空腹最高达16.6mmol/L，尿糖+++，已确诊2型糖尿病，服西药控制。经人介绍前来求治，刻下：腰酸腿痛、活动后加重，伴行走不利，口干欲饮，纳可，大便成形，寐安，精神欠佳，舌紫苔薄，脉弦细。

　　老师说，对于这类既有老年基础病，又有器质性疾病的患者，无论西医还是中医，临床治疗都是有难度的，但解决患者的主要痛苦是改善患者主观感觉的第一要务，这也是中医学辨证论治的优势。

　　只见老师针药并治，处方：山茱萸30g，知母10g，乳香6g，没药6g，当归10g，丹参30g，川续断10g，杜仲10g。7剂，每日1剂，每日2次温服。

　　然后，老师依次针刺左太冲、左太溪、右束骨、左合谷、右三阴交、右养老、左攒竹。

这是什么方呢？老师的处方思路是什么？

老师告诉我们，此方源于张锡纯《医学衷中参西录》，称为曲直汤，以治疗"肝虚腿疼，左部脉微弱者"，肝属木，木曰曲直故名。依据《灵枢·经脉》曰："肝足厥阴之脉……是动则病腰痛不可以俯仰，丈夫疝，妇人少妇肿，甚则嗌干，面尘脱色。"

那么腰酸腿痛为什么与肝密切相关呢？

这个患者高血压疾患多年，肝阳偏亢，阳盛则阴病，致肝血亏虚，肝主筋，血虚则不能濡养筋骨，致筋骨失养，出现腰腿部疾患；久病及肾，肾主骨生髓，腰为肾之府，故见腰部酸痛、椎间盘退化、椎管狭窄等症；阳盛则热，热则津液亏耗，发为口干欲饮；久病入络，血虚致瘀，则舌紫，脉弦细。

究其病位在肝，累及肾脏，病在肝阳偏亢，灼伤肝阴，病性属虚实夹杂，辨证属肝肾亏虚，气血凝滞，故以补肝益肾，通利气血之法针药并治。

今天，老太太第3次来针灸，诉刚服完1周中药，自觉症状减轻，情绪较畅，可见处方切中病机。老师综合其脉症后，处方稍有进退，再进7剂。嘱其坚持调养一段时间。

老师说，任何慢性病、老年病往往欲速而不达，正如伤寒大家柯韵伯有"以息相吹，微微生火"考验着医患之间的长期配合。

那么处方之理何在？针药之间的关系是什么呢？

思考老师治腰腿痛的处方是在张锡纯曲直汤的基础上，加杜仲、川续断，实乃肝肾共治之意。方中山茱萸味甘、酸，性温，入肝、肾经，但温而不燥，既能补肝肾之阴，又能温补肾阳，为补肝益肾之要药。《医学衷中参西录》云："山茱萸得木气最厚，酸性之中大具开通之力，以木性喜条达故也。"故方中以之为君。川续断、杜仲之药对，常用于补肝肾，强筋骨，通利血脉，且性皆温；其次，知母味苦、甘，性寒，入肺、胃、肾经，其质润，苦寒不燥，行于下，能泻相火，滋肾燥，《雷公炮制药性解》云："知母入肾，为生水之剂，水盛则火息。所谓壮水之主，以制阳光。"可见知母滋肾水以泄肝火，且其性寒，可制约前三味药之温性，达到寒温并用，阴阳相生之效。故与杜仲、川续断共为臣药。君臣配伍，主治其本。再者，佐以乳香、没药，二药参合，气血兼顾，宣通脏腑，流通经络，活血祛瘀，增以当归、丹参，养血活血，祛瘀生新，四药为佐，以治其标。此方八药化裁，标本同治，寒温并用，温而不燥，阴阳相生，共有补肝益肾、通利气血之功。

而针刺处方由太冲、太溪、束骨、合谷、三阴交、养老、攒竹组成，其机理与药方有异曲同工之妙，我们可在药与穴类比的基础上，探知一二。

方中左太冲为君，类同于山茱萸，补肝之元气，使肝恢复疏泄之职。左太溪、右束骨为臣，一补一泻，太溪为肾经之原穴，刺之左可补肾之元阳，阳气者，柔则养筋；而束骨为足太阳经之木穴，泻火滋水以涵木，类同于药用知母。补合谷、泻三阴交此乃活血化瘀之对穴；右养老，配攒竹、束骨，为手足太阳经相配，同气相求，共奏舒经活络、通利气血的功效，类同于乳香、没药药对的药效。

记得老师说过，无论是中药还是针灸，都是中医治病的手段，都是在中医学理论的指导下，遵循抓病机、定治则的原则下，制定的治疗方法，它们是相辅相成的。

从这一案例中，老师让我们看到了针与药之间是交相辉映的关系。落笔沉思，其奥妙之处回味无穷。

老师点评

　　腰腿痛是临床多发病、常见病，症状严重者，不仅影响日常生活，而且降低生活质量。究其原因有很多，从形态上说，有器质性、功能性及混合性的不同；从脏腑功能看，腰为肾之府，肾主骨生髓，可见腰腿痛与肾关系密切，但是五脏六腑皆可致病不仅理论有依据，临床也有诸多证实，与《黄帝内经》之"五脏六腑皆令人咳"有异曲同工之妙。

6. 从瘀论治腰腿痛思路

余诗梅　　2016 年 11 月 7 日　　星期一　　晴

　　腰腿痛是临床常见病、多发病，属中医学"腰脊痛""痹证"范畴。现如今人们工作强度大、坐站姿不正确等原因，导致腰腿痛发病率越来越高。经临床检查可发现，其既与器质性疾病又与功能性疾病有关。自古以来，中医诊治腰腿痛积累了丰富的经验，不论外治还是内治都有满意的疗效。

2016 年 5 月 19 日门诊，来了一位中年女性，视其面容痛苦，弯腰弓背，艰难地挪坐到老师身旁，仔细询问才得知，其右侧腰部疼痛已经半年余，曾拍 X 片提示"腰椎退行性病变"。自诉已被腰痛困扰多时，药物及非药物治疗均未见明显好转。近期右侧腰部疼痛明显，伴右下肢放射痛，动则尤甚，久立、久行皆可加重，严重时不可俯仰转侧，日轻夜重。纳可，寐欠安，大便偏干，视其舌暗红、苔薄白，诊其脉沉涩。

"腰为肾之府"这句话立刻跳入我的脑海，正如《素问》曰："腰者，肾之府也，转摇不能，肾将惫矣。"所以腰部疾病与肾脏有密切关系，那么腰腿痛从肾论治乃为正治之法。何况该患者病日已久，根据中医"久病及肾"之说，正符合从肾论治的说法。心中正窃喜着，却见老师挥笔写下"身痛逐瘀汤"，并嘱其服药 1 周后再复诊，同时适量活动，但切勿提重物。

以方测证，很明显老师辨之为瘀血腰痛，为什么呢？

老师说："腰腿痛一定就是肾虚吗？千万不要有思维定式，临床必须知常达变。腰腿痛不仅仅与肾虚有关，还与很多因素相关，如《丹溪心法》云：'腰痛主湿热，肾虚，瘀血，挫闪，有痰积。'可见腰腿痛病因如此之多，那么怎样审症求因呢？"

老师告诉我们，患者病程较久，久病入络，日久成瘀，阻滞经络，不通则痛，故弯腰弓背，甚则不可俯仰转侧。再细察其疼痛具有日轻夜重的特点，此乃因瘀为阴邪，得阳始运，白昼阳气得令，故血运较畅，夜间阳气渐消，阴气渐涨，故夜间症状加重。且血瘀致津乏，瘀久则化热，故见大便秘结。再观其舌暗红，苔薄白，脉沉涩均为血瘀之证。其实腰腿痛也是针灸的优势病种，但患者怕针的话，内治也是可以的。

1周后患者前来复诊，诉服药后上诉症状大大改善了，睡眠也比之前好很多，大便也通畅了。效不更方，老师遂在前方基础上辨证加减，经过一个半月的治疗，困扰患者大半年的腰腿痛基本消失，自觉行走自如，心情畅快。

事实证明，老师的治疗着眼于气血正是切中要害。《黄帝内经》曰："人之所有者，气与血耳，血气不和，百病乃变化而生。"气血皆为人体生命的源泉，血有亏瘀，亏为失血，瘀为阻滞，故理气祛瘀乃其正治，故老师采用痹证名方身痛逐瘀汤，此方出自王清任《医林改错》，在桃红四物汤基础上去芍药、熟地，加秦艽、羌活、香附、没药、牛膝、地龙、五灵脂等组成，具有活血化瘀、祛风除湿、通痹止痛之功，此方活血化瘀药味之多是众多治疗痹证方剂所不及的。瘀血乃去，新血始生，脉络可通，痛痹则解。

这个案例让我们懂得，临床上诊病要善于抓主症。只有这样才可谨守病机，各司其所，从而药证相合，丝丝入扣，达到效如桴鼓的目的。

老师点评

中医诊治疾病除抓主症外，伴随症状往往体现了疾病的病性，所以临床问诊时，耐心倾听、细心分析是很重要的环节，只有这样，才能把握疾病的辨证要点。切忌思维定式想当然，细微的差别往往具有鉴别性。

7. 五痿汤治股骨头坏死之下肢疼痛

李思论　2017 年 2 月 14 日　星期二　晴

　　今天门诊，让我印象最深刻的是一位股骨头坏死患者的表情变化，家属和患者均笑容满面地走进诊室，神态轻松，尤其是患者本人直言服药 1 周后，大腿关节疼痛明显减轻，睡眠明显改善，仅为偶发阵痛，行走较前有力，尤其惊喜的是可行下蹲、站立动作。这实在是太令人意外了。

　　记得 1 周前，特需门诊进来一位由家属搀扶、仍拄着拐杖而步履蹒跚的患者，身边还有两位家属跟随着。从家属焦急的表情和患者落寞的神态可以看出，病痛给这个家庭带来的影响如愁云笼罩。

　　问诊后得知，今年 56 岁的患者是福建籍的香港商人，于 1 年前被确诊为股骨头坏死，建议行人工髋关节置换术。患者本人及家人多方咨询后，不想手术治疗。近 2 个月复查被告知病情进一步发展，遂在医院朋友的介绍下，前来求治于老师。

　　患者自诉双侧髋关节及大腿持续性疼痛，右腿明显，动则为甚，夜间双腿疼痛不安影响睡眠，以致整晚无法入睡。近 3 个月来右腿肌肉明显萎缩，双腿行走能力逐渐丧失，无法行下蹲、起立动作。纳食欠佳，大便正常，日行 1 次，成形，口干思饮。患者否认外伤史及糖皮质激素服用史，但家属告知，患者嗜酒史长达二十余年，每日必饮，量大如饮水。查其面色晦暗，舌红、边齿痕、中裂纹，苔薄根腻，脉弦缓。

根据患者主症，应属中医"痹证"范畴。"痹"者乃痹阻不通，不通则痛也，理当通痹止痛。

只见老师处方：党参30g，茯苓15g，炒白术10g，当归10g，麦冬10g，薏苡仁10g，三七粉3g（冲服），木瓜15g，郁金15g，川芎10g，炙甘草6g。7剂，每日1剂，每日2次。嘱其一定戒酒。

"四君子汤吗？"老师说："不是，这是清代医家程钟龄《医学心悟》中的五痿汤化裁。"

五痿汤？那意味着这是痿证？痿证是以肢体的痿软无力为主症的，怎么解释患者当下的主观感觉呢？

老师笑着说，难道五痿汤一定就治痿证吗？临床我们经常古方新用，只要病机把握准确了。何况临床中痿证日久，肌肉失养可导致肢体疼痛。同样，痹证日久，亦可致肢体肌肉痿软无力，正如此案，患者除了下肢疼痛外，同时伴有肌肉萎缩、行走无力。

股骨头坏死，又称股骨头缺血性坏死，为常见的骨关节病之一。其主要症状，从间断性疼痛逐渐发展到持续性疼痛，再由疼痛引发肌肉痉挛、关节活动受限制，最后可能造成严重残疾而跛行。股骨头坏死属于中医学"骨蚀""骨痹""骨极""骨痿"等范畴。早在《黄帝内经》时代就有描述，如《素问·长刺节论》曰："病在骨，骨重不可举，骨髓酸痛，寒气至，名骨痹。"中医认为，肾为先天之本，需要后天之本脾胃的不断充养。肾藏精生髓主骨；肝肾同源，肝主筋。脾主运化水谷而为气血生化之源。

六、骨骼肌肉系统疾病

就这个患者来说，长期大量饮酒史，酒能助湿，湿伤中焦脾胃，脾胃失调运化失职，脾主肌肉，则令其肉伤；脾胃为气血生化之源，上不能输于肺，肺朝百脉，则百脉失养；脾虚不能充养先天，久之导致肝肾亏虚，髓海空虚，肾不能主骨生髓，骨髓失养，肝血不能荣筋导致关节疼痛、活动不利。

五痿汤以四君子汤为基础方，实际上突出脾胃功能的重要性，正如《黄帝内经》有"治痿独取阳明"之说，尽管"五痿"，但从中焦入手，故全方以健脾土、化湿浊为本，养肝血、强筋骨为辅，直中病机，故可获效。

此次老师效不更方，因患者住香港，嘱其服1个月后再诊。

老师说，股骨头坏死是现代医学常见的难治之疾，中医亦非一时之功，还有很长的路要走，能否坚持很关键。但发挥中医辨证论治的优势，首先改善症状减轻痛苦，至少对重拾患者的信心具有重要的意义。

3月31日周五上午患者复诊，自诉服药近1个月症状基本未作，精神明显改善，仅在天气变化时下肢稍有疼痛的感觉，行走更有力气。近日在香港复查被告知病情控制稳定，观其面色较前有光泽，查舌脉后，老师原方稍有进退，再服1月以观后效。

老师点评

患者的痛苦来自于自己的主观感觉，关于一个人精神状态。借助中、西医各自的优势，发挥中医辨证论治的特点，将改善临床主要症状作为首要任务，对减轻患者的痛苦具有重大意义，既是中医治神的重要环节，也是提高患者生存质量的重要措施。

8. 补元气针刺治疗痿证

徐玲英　2016 年 9 月 4 日　星期日　晴

2016 年 9 月 4 日如往常一样，老师的门诊依旧患者很多，之前一直来就诊的一位小患者仍由爸爸抱着进来。9 岁的小男孩从 3 岁开始，家长就发现孩子双下肢瘫软不能行走，但智力没问题，曾到多个城市大医院求治均疗效不明显。之前 1 个月老师先开中药调理体质，目前整体状态得到全面改善。

为加强下肢功能，老师开始配合针刺治疗。小朋友被抱上治疗床，平卧着。我心里想着，中医的痿证不就是"治痿独取阳明"吗。老师应该会以阳明经上的穴位为主。但是却见老师下手果决，以右侧尺泽穴、太渊穴，左侧太溪穴、合谷穴，右侧太冲穴、三阴交穴的顺序针刺。半小时后再针气海穴，共留针 1 小时。

为什么是这样一组穴位？老师看出我们的疑惑，笑着问："想想理法方穴依据何在呀？""久病必虚"必当补益，问题是该如何"补"呢？

老师说，针对这样的患者，"治痿独取阳明"应该是非常正常而常规的治疗思路，但是面对这样的孩子，是不是应该首先考虑先天元气不足的问题呢？中医认为，肾元亏虚，命门火衰，则脾阳不足，加之小儿本就脾胃虚弱，自然脾主肌肉之力失健，痿证乃成。故首先以补益元气为法最为关键，这不正是中医学所言"治病必求其本"吗？所以选补元气方针之。

老师一席话，顿时让我恍然大悟！难怪处方之妙在于以原穴为主，所谓原穴乃脏腑元气储存、留止之处。方中包含肺之原穴太渊、肾之原穴太溪、肝之原穴太冲、大肠之原穴合谷，正契合"培土生金""金水相生""肝肾同源"之理。

那么另外三个穴位呢？老师说，脾经之穴三阴交是肝、脾、肾三条阴经交汇之穴，可培土生金，肺金旺则肾水足。另外，中医学有"肺朝百脉"之说，正是因为肺经为十二经脉流注的始发经脉，尺泽为手太阴肺经上的合穴，属水，乃通调大周天；气海属任脉，乃肓之原穴，可培补元气，益肾固精，通调小周天。故大、小周天通畅，则阴阳交接顺利，气血调和，肌肉强健。诸穴合力共助肾元之壮也。

不得不为老师理法方穴之思路而赞叹，尤其是老师处方取穴着实让我耳目一新。

老师点评

自《素问·痿论》"治痿独取阳明"立论以来，《黄帝内经》的思想一直指导着后世医者在治疗痿证中取得良好的疗效。但临床因人而异，尤其是小儿，根据姚昌绶校注的明代医家万密斋所著《育婴家秘》，肾常虚是小儿重要的生理特点之一，所以综合脉症，在诊治小儿痿证时，不忘调补肾之元气很关键，这就是知常达变。

9. 针刺治膝痹思路

江桦　2017 年 8 月 16 日　星期三　多云

2017 年 7 月 11 日门诊，走进一位衣着与这个季节很不相符的女人，顿时引起了我们的好奇心。只见患者戴着帽子，裹着长袖和披肩。让我印象更深的是她坐下来后卸"装备"的情景，厚厚的护膝、护腰、厚袜子，完全是一副冬天的装束。

经过简单交流后得知，患者才三十多岁，平素怕冷，易感冒，自觉胸闷气喘，神疲乏力。自诉膝关节肿痛多年，曾辗转多处治疗，但未见明显好转，严重影响正常的生活。刻下：双膝关节肿痛不适加重一月余，偶有咳嗽，面色无华，纳寐尚可，大便每日 1 行、质稀，神疲乏力。舌暗红苔薄白腻、边有齿痕，脉沉细。曾因右肩关节被电动车撞伤，老师运用通关过节法针灸而愈。

老师说，痹证是针灸科的优势病种，也是临床常见病、多发病，但临床因人制宜，在辨证的基础上，采取有效的方法治疗是我们必须考虑和把握的。

我心中正嘀咕着老师应该会选哪些腧穴针刺时，只听老师对患者说："您今天暂不扎针，先服中药整体调理一下。""主任，麻烦您给我针灸吧。"患者哀求道，"我家很远，好不容易来一趟"。"是呀，老师为什么不针灸呢？"老师也

六、骨骼肌肉系统疾病

看出了我们的疑惑，于是解释说，"针灸没有问题，但是先别着急，如果先从内在整体调理后再针，效果更好"。听老师这么一说，患者马上点头称好。综合脉症，老师考虑患者以阳气不足为本，以痰瘀阻络为标，投温阳通络方以温补阳气，化湿通络。

老师告诉我们，患者病程长，正气一定虚弱，正如中医学"久病必虚""久病及肾"，所以补益正气为先，待正气恢复，再配合针灸治其外，必当事半功倍，这就是临证策略。

患者服药1个月后，自诉畏寒明显改善，精神转佳，胸闷、气喘、气短均减轻，咳嗽未作，但膝关节仍肿痛不适。查其舌暗红、薄白、边有齿痕，脉细滑。老师效不更法，处方稍作调整后，对患者说："中药继续接着吃，但2天1剂，每日1次即可。今天要开始针灸了，坚持一段时间。"

老师嘱其坐位，取"阳三针"为君，行补法以温阳益气，正所谓"阳气者，精者养神，柔者养筋"，这是老师称之为温阳铁三角，清代医家张志聪注："阳气者，水谷之精也，故先养于五脏之神。柔者，少阳初生之气也，初出之微阳，而荣养于筋，是以少阳主筋也。"考虑患者体虚，易晕针，故不予留针。

太溪、足三里相配以补益先后天之本，其中太溪乃足少阴肾经之原穴，为肾之元气所在，此肾间动气是人体生命活动的原动力，取其左以温肾阳之意；足阳明胃经之合足三里，属土而健中焦补后天。手太阴肺经起于中焦，取其属水之合穴尺泽，朝百脉而行气活血、滋养经脉。

膝为筋之会，足阳明膀胱经主筋所生病，取其属木之束骨，木曰曲直，肝养血主筋，可疏肝柔筋。左合谷、右列缺原络相配，集阴阳、表里、左右于一体，其中合谷乃阳明经之原穴，列缺为太阴经之络穴，太阴开则阳气入，阳气入则阳明合，故阳气温养筋脉。

局部取两腿的犊鼻穴，先外侧后内侧、先左后右，以关刺法治之，不留针重在调整膝关节内在平衡。

最后取督脉之百会不留针，一则升提阳气，正如《灵枢·卫气》曰"气在头者，止于脑"。二则沟通天气，达到天人合一。全方诸穴共奏温阳养筋、补益脾肾之功。

从案例诊治过程，老师让我们明白，缜密的思维是指导临床诊治的重要思路。而临床治疗方法的选择体现了老师对疾病的深刻认识，正如《素问·汤液醪醴论》所说："当今之世，必齐毒药攻其中，镵石针艾治其外也。"

老师点评

瘅者，痹阻不通也，故以疼痛为主症。临床通痹止痛之时，切不可忘其发病之根，故治疗手段的运用应以人为本，临床充分发挥中医内治与外治的优势，配合协调，方可标本兼治。

10. 从脾论治糖尿病之足趾麻痛症

黄芬娜　2017 年 3 月 11 日　星期六　晴

据统计，中国成人糖尿病患病率以每年 10% 以上的速度増长，成为临床常见病和多发病，而且持续高血糖除导致大、小血管及神经系统的损害外，长期代谢紊乱还可致全身组织器官功能障碍甚至衰竭。

某日，在老师门诊见一七旬老太太，因为没有预约到号，早早就来了，尽管面有焦虑，但还是很安静地等在一旁。门诊接近尾声时，见我们唤她，老太太神情一转，很是喜悦地说："主任，太好了，我现在脚不疼了，心情就舒畅多了。"随后从包包里拿出三张方格白纸，看上去密密麻麻地写满了字，她说，"这是我记录3个月来在您这儿仅靠中药控制的空腹及餐后血糖情况表，整理给您做研究"。看得出患者很是用心，近1个月来空腹血糖5.1～6.9mmol/L，餐后血糖6.3～7.2mmol/L。老师马上说："太感谢您了！我们一定好好整理、好好研究，对我们和其他患者都是有帮助的。"

回顾老太太病史：初诊时间是2016年11月25日，以足部麻木疼痛，右侧第2、3趾指关节隐痛为甚，下地特别明显为主诉。伴潮热多汗、头晕、心情烦躁，诊其舌淡衬紫、边齿痕、中裂纹、苔薄腻，脉弦细。既往脑梗死、糖尿病病史。自诉近2周血糖异常波动，空腹血糖7.1～8.0mmol/L，餐后血糖8.3～10.2mmol/L，但未规律服用降糖药。

老师四诊合参，当时辨为脾虚痰瘀证，以温阳健脾、利湿祛瘀法治之，处以泽泻汤合苓桂术甘汤为主方，加泽兰15g，前后或加豨莶草30g或加郁金15g。

服一个半月中药后，患者复诊时，自诉脚趾疼痛已愈、潮热汗出及头晕未作、精神增进，诊其舌淡衬紫、中裂纹、边齿痕改善、苔薄，脉细。时值2017年1月中旬，因年前忙于家务，老师予14剂三才汤合四君子汤为主以益气、养阴、健脾，并嘱其饮食、起居等注意事项。

2月14日复诊，自诉近期因天气变化，加之过年时劳累、生活不规律，症状稍有反复，情绪烦躁。以脚趾隐痛、但程度较轻，伴下肢凉麻感为主诉，查舌淡衬紫、边齿痕、中裂纹、苔薄腻，脉细弦，老师在三才汤合四君子汤益气养阴、健脾化湿基础上，加仙茅、仙灵脾各10g，益母草30g，地鳖虫6g以温阳活血。连续服药至今近一个月，症状虽已大减，但要求患者除坚持治疗外，还需监测血糖、糖化血红蛋白等客观指标。

综观此案，老师立足整体辨证的基础上，3个月始终以健脾化瘀为主轴而获良效。

为什么？且听老师解析。

第一，糖尿病属于中医学"消渴"范畴。首见于《黄帝内经》，又名"脾瘅"。岐伯在回答黄帝提出为何"病口甘者"时，是这么说的："此五气之溢也，名曰脾瘅。夫五味入于口，藏于胃，脾为之行其精气，液在脾，令人口甘，此肥美之所致也。此人必数食甘美而多肥也，肥者令人内热，甘者令人中满，故其气上溢，转为消渴。"这段话含义丰富，包含了两个内容：一是病因，古人认为导致消渴的原因是饮食肥甘厚腻；二是病机，意思是因脾失运化、不能为胃行其津液所致。如何解决呢？岐伯说："治之以兰，兰除陈气。"何为"兰"？《神农本草经》认为兰即兰草，如泽兰、佩兰等，具有芳香醒脾化湿之功，可见健脾化湿是消渴的正治之法。

第二，足趾疼痛麻木是糖尿病的并发症之一，属中医学"痹证"范畴。在消渴脾不散精的基础上，脾胃之气血生化之源匮乏，加之患者年老，气血不足，脾主四肢，四肢失养、气虚血瘀则肢末疼痛麻木；脾虚不能升清，脑部气血亏虚则头晕；中焦气虚则生内热，热蒸致汗出。舌淡、边齿痕、苔薄腻正是脾失健运的表现。另外，患者病久情绪急躁，致肝失疏泄、肝木克土则脾失健运；脉弦乃肝失条达之象。

第三，根据久病入络理论，化瘀与健脾相辅相成。《金匮要略》有"血不利则为水"，意思是水湿与瘀血之间关系密切，即瘀血日久，阻滞气机，气滞则湿阻，活血化瘀可助化湿利水，所以临床健脾之中常配益母草、豨莶草、地鳖虫等活血化瘀之品；针刺时常选脾经之郄穴地机，取阴郄治血之理。正所谓"医者意也"，学医重在明理，理明则生智，或针或药其妙在人。

老师点评

俗话说，"糖尿病本身不可怕，可怕的是它的并发症"。本案患者糖尿病并发症时日已久，缠绵不愈，虽以足趾麻痛为主症，实则涉及五脏六腑。但临床从何入手？怎样寻找治疗的突破口？是值得思考的问题。根据《黄帝内经》"脾居中央，灌溉四旁"，金元四大家之一李东垣有"治脾胃即可以安五脏"之说，因此临证以辨证为本，从脾胃论治，确是一条治疗慢性顽固性疾病的捷径。中医认为，脾主四肢，足趾麻痛从脾论治，不仅减轻了患者的痛苦，而且提高了患者的生存质量，体现了"既病防变"的临床价值，值得探索。

11. 辨治湿热阻络之足跟痛思路

石颖　2016年12月20日　星期二　晴

今天门诊来了一位年过七旬的老人，虽年岁尚高，但看上去精神抖擞，像行过军的老兵，果不其然患者早年当过兵。此次就诊是因近1个月来双足足跟疼痛、以右侧为甚，晨起双脚着地时明显，伴双下肢无力，天气变化时加剧，活动后可稍缓解，但无红肿及灼热感。望其肤色黝黑透黄，两侧颞部有些许瘀斑。仔细询问后得知，其既往有高血压病史十余年，规律服药（具体不详），血压控制尚可；下肢静脉曲张病史十年余，3年前行双下肢大隐静脉剥脱术，术后恢复尚可。

近日，患者无明显诱因出现头晕，时视物旋转，伴两侧太阳穴处疼痛。耳聋严重，家人常需大声说话他才能听清楚内容。平素喜静，夜间歇息较早，但寐欠酣、入睡困难，凌晨4点易醒，醒后无法再入睡。纳可，好食生面，常用家中剩菜凉食煮面。过度劳累后则胸闷，偶见心悸。口干口苦，大便尚可，小便起夜2次。舌暗紫、边尤甚、中裂纹、苔腻，脉弦细，脉率不齐。

综合脉症，患者虽以足跟痛为主诉，但目前存在三大困扰：一是寐差，二是头眩心悸，三是耳聋。我想患者年老，肾精亏虚，清窍失养，故头眩、耳聋；肝血不足，心血亏虚，则心悸；阴血亏虚，则易虚烦失眠。何况记得老师曾讲过足跟是肾经所过之处，此乃肝肾亏虚证无疑，六味地黄丸是否契合病机呢？

只见老师处以7剂黄芩温胆汤内服，每日2次；配泡脚方（威灵仙50g，益母草50g，醋延胡索30g），加3大勺醋，7剂，每日1次，睡前泡脚半小时。

湿热阻络证？我一看，纳闷了，为什么我的判断与老师的诊断大相径庭呢？

老师说，临床诊治疾病，最忌以偏概全，抓主症、参兼症、诊舌脉必不可少。且舌脉是患者最直观的也是最客观信息，类似于西医的体格检查。从患者舌脉，提示肝胆湿热、阻滞血络之象。

根据《灵枢·经脉》曰："胆足少阳之脉……是主骨所生病者，头痛，颔痛，目锐眦痛，缺盆中肿痛……胸胁肋髀膝外至胫绝骨外踝前及诸节痛。"患者足跟痛，头晕头痛且部位在两侧的太阳穴处，伴口干口苦，均是肝胆少阳湿热所致。湿热阻络，血不养心则心悸、寐差，所以选黄芩温胆汤清肝理气、和胃化湿，泡脚方祛瘀通经、活络止痛。

当然，患者虽年高肝肾不足无疑，似当以补为助，但目前病邪内壅，恐其关门留寇，还应以驱邪为先，千万不要落入固有的窠臼。不过，后期当可回归治本之法，以调补肝肾为主。

听后深感中医之深奥，看来学习之路才刚刚起步。

抓主症是中医临床诊治的第一要务，但患者的兼症对厘清思路、确定病机也很重要，这就要求我们必须具有全局观，所以在最基本的望闻问切四诊合参的基础上，关键的是弄明白为什么？依据何在？我们才可能抓住病之本，而达到补虚泻实准确无误的境界。

12. 针刺辨治握拳不能症

卢慧蓉　2017 年 8 月 22 日　星期二　晴

临床跟诊时，老师常对我们所说："针灸易学而难精，并不是想当然的头痛治头，脚痛治脚，辨证至关重要，所以既要有中医理论根基，又要掌握针灸的技巧。"

2017 年 8 月 15 日周二，门诊来了一位神情疲惫的女患者，一坐下就央求老师给她针灸，老师问："怎么了？"她一边伸出左手，一边说："主任，您看，我左手握不了拳，无名指和小指肌肉紧得很而且还酸痛。"老师问："怎么引起的？多长时间？还有哪里不舒服？"她回答道："我也不知道怎么弄的，反正有一个多星期了，在当地针灸了也没改善，麻烦您帮我先解决一下手的问题。另外，我最近胃胀闷得厉害，没有食欲，总打嗝，口干口苦，大便 1～2 日 1 行，羊屎状，

六、骨骼肌肉系统疾病

185

入睡困难、寐欠酣、多梦，早晨起床后特别疲乏。"老师说，"好，针灸没问题，但还得开些中药整体调理一下"。

查其舌暗淡、边齿痕、苔薄，脉细滑，老师予 7 剂半夏泻心汤化裁，并嘱患者坐位准备针灸。

我想，针对局部病变，根据"以痛为输"的理论，局部取穴应该没错。却见老师依次针刺了左太冲、左养老、左昆仑、右太溪、右中渚，留针 30 分钟。这完全出乎我的意料，患者明明是左手无名指和小指病痛，老师为什么不以局部穴位为主而选择远端腧穴？不针患侧而选择健侧呢？

看出我们的疑惑，老师说，首先考虑这个病的病机是什么？《素问·阴阳应象大论》中有："肝在体为筋……在声为呼，在变动为握，在窍为木。"告诉我们手握不能与肝主筋有关，所以我们应从肝论治，故以养肝、柔筋、止痛为法。这就是选择以足厥阴肝经之原穴太冲为君的道理，《灵枢·九针十二原》云："五脏有疾，当取之十二原。"依左肝右肺取其左行补法，以补益肝气、养肝柔筋。

第二，根据《黄帝内经》"膀胱足太阳经主筋所生病"，取手足太阳经之养老、昆仑为臣，表里相配同气相求。而且太阳主开，阳气出则游走于外，正所谓"阳气者，精则养神，柔则养筋"。

第三，中医认为，肝肾乙癸同源。故足少阴肾经原穴之太溪为佐，取其右旨在滋水涵木。

第四，《灵枢·官针》曰："巨刺者，左取右，右取左。"即病在左取其右，反之亦然。右侧中渚穴为使，正是巨刺之法，调动健侧之气血以祛患侧之邪气。

听完老师的讲解，终于领悟了这个处方的奥妙，十分期待患者的复诊！

7 天后，患者一来就高兴地说："主任，太好了，上次针完手就好了，您看现在我的手握拳已经没问题了，就是掌指关节还有点酸，还需要针吗？"老师说："再针 1 次巩固疗效。中药吃完了，怎么样？"她马上回答，"胃胀闷明显减轻了，想吃饭了，精神也好多了"。综合脉症，老师效不更法，在原中药处方的基础上，加大黄 5g 以加强通腑之力，符合六腑以通为用之理，再进 7 剂；因症状明显改善，针灸处方去太溪，按原法刺之。

　　综观此案，老师缜密的临床思维让我获益良多。之所以效如桴鼓，完全得益于老师中医经典理论的谙熟，辨证精确，用穴精到，标本兼治，整体全面。正如古书有言："古之医者，不在穴之妙用无穷，而在善用穴之妙用无穷也。"

老师点评

　　《黄帝内经》作为中医临床诊治疾病的指南，取之不尽用之不竭，值得我们好好的继承。握拳不能症从何入手？虽看上去是个局部疾病，但与内在脏腑密切相关，正是中医"有诸内必形诸外"的体现。

13. 通关过节治上肢关节疼痛

江桦　　2017 年 7 月 30 日　　星期日　　多云

　　记得一位女患者曾因右肩部被电动车撞伤后，以上肢疼痛、麻木、上举无力为主症就医，自诉常因繁重家务而症状反复加重。当时老师一边在患者肩髃穴或肩髎穴、曲池穴、阳溪穴针刺，一边告诉我们"这就是通关过节法"，治疗几次后，患者自觉上肢疼痛消失、活动自如。这一案例让我印象深刻。

什么是通关过节法呢？

老师说："通关过节法实际含义很多，早在民国时期，针灸医家便总结了'通关过节十六法'，专指行针促气的各种手法，如青龙摆尾、白虎摇头、苍龟探穴、赤凤迎源等。但我们临床常用的通关过节法既是一种手法，也是一种选穴的方法，适用于因气血瘀滞、经气不通等原因造成的肢体关节麻痹、疼痛、活动受限等。"

所谓"关"既是指关节，又是指关卡；"节"乃节段之意，特点是在关节处取穴，以阳明经等阳经腧穴为主，因阳明为多气多血之经，脾胃主肌肉，但不排除取阴经腧穴，如肘部的尺泽穴，其为手太阴肺经之合穴属水，肺朝百脉，故取之有助于滋养经脉。另外，针刺的次序从大关节向小关节的方向，以促进经气的传导。当然，通关过节法还可配合旁针刺、合谷刺、关刺等手法，促使气调而至，如《灵枢·刺节真邪》云：'凡刺之道，气调而止。'同时结合辨证进行配穴，如血瘀时加膈俞穴。

后来在跟师过程中，临床证实，通关过节针刺法确实对肢体关节疾病有明显的治疗效果，比如老师运用大接经全息疗法治中风偏瘫时，结合通关过节针刺法促使肢体的恢复；治手指伸展不利、肩周炎时亦常常配合运用等。这就是说临床中不同的方法，针刺的疗效是不同的。

那么临床针灸疗效最大化的关键是什么？

老师告诉我们：首先，针灸时一定要树立严谨的态度，不容一丝马虎，胆大心细。古人提倡"如临深渊，手如握虎"正是对针灸师态度的要求。

第二，"气至病所"是针灸疗效的基础。怎样才能达到"气至病所"？针刺不只是进针、留针和出针这么一个简单的过程，而是要求我们每一步都到位，这就是细节决定成败。如在进针后通过行针加强经气感传，达到得气，然后在得气的基础上，根据辨证进行补泻手法，正如《灵枢·九针十二原》提到"粗守关，上守机"，作为一位上医应把握"形、神、关、机"。

第三，不同的病证有相对适合的针刺方法，我们只有烂熟于心，才能做到得心应手，这就是我们需要不断学习积累的地方。

听了老师的话，让我明白作为一名针灸医师不仅有很多经典理论要学习，而且临床实践的锻炼更是不可忽视。

老师点评

所谓"通关过节法"，如关公过五关斩六将行开堤决塞之力，调气催经、通利关节，对皮肉筋脉骨之痹疾情有独钟，可见每一种病证都有最适合的治疗方法，这是古人留下的宝贵财富，也是临床经验的积累，努力为不同的病证找到最佳的治疗方案才可能获得满意的疗效。

六、骨骼肌肉系统疾病

14. 外治法治足跟痛

纪幼红　2016 年 8 月 23 日　星期一　晴

　　某日，一男性患者，一瘸一拐地走进诊室，面带痛苦地说："主任，太难受了，快下不了地了。"老师问："怎么了？"他说："最近生意忙，应酬多，连续喝酒，又晚睡，不知怎的右脚足跟疼了 10 天了。"

　　此人 52 岁，面色黧黑。诉其在当地医院已做检查，未见异常指标。自觉口干思饮、夜间明显，纳寐均可，二便自调。查其舌红苔黄腻，脉弦细。视其右足足跟未见红肿，但按之痛甚。

　　试想足跟痛应属中医学"痹证"范畴，《黄帝内经》早有记载："风寒湿三气杂至，合而为痹。"那么此案之足跟痛呢？

　　第一，从疾病的部位考虑。正如老师在临床经常强调，经络理论是中医学理论重要的内容之一，尤其作为一名针灸专业的研究生，不能缺少经络思维。正如《扁鹊心书》说："不明十二经络，开口动手便错。"因为经络循行往往给我们提供了疾病的定位。老师说："足跟乃足少阴肾和足太阳膀胱之经脉所过之处，膀胱与肾互为表里，故其病多责之肾。"

　　第二，从患者自身考虑。其年过五旬，肾精不足，精血同源，血虚不能濡养肌肉筋骨，不荣则痛。

　　第三，从发病诱因考虑。过度劳累、嗜食肥甘厚味及饮酒伤及脾胃，脾失运化，湿浊阻滞，导致气滞血瘀，痰瘀内阻于跟骨关节，不通则痛。

见老师处以泡脚2方，7剂，外用，每日1剂。中药加水浸泡半小时后浓煎，滤取药液1000mL，加入3大勺醋，趁热先熏蒸局部，后浸泡患部足跟半小时，最好中午和晚上睡前各1次。

1周后，患者面带笑容，轻松走进诊室，高兴地说："太好了，脚跟不痛了。"看其行走自如。但老师此次处以经验方补元汤，以益肾健脾善其后，嘱患者服用2周，每日1剂，每日2次温服。

窃思此案，可谓效如桴鼓，思量再三，受益匪浅。

第一，体现急则治其标的原则。中医注重患者的主观感觉，痛甚则止痛为先，这就是救急！

第二，老师之经验方泡脚2方，临床屡用有效。其中威灵仙味辛、性温，其气善行，能通十二经络，辛温走窜，祛风散寒，通络止痛为主药；炒白术味苦、甘，性温，归脾、胃经，能健脾益气、燥湿利水，乃培土以制水；益母草味辛、苦，性微寒，归肝、肾、心包经，能活血通络止痛。

第三，中医外治之效不可低估。选材简单、使用方便、价格低廉，且疗效显著，值得推广应用。

老师点评

中医内病外治方法众多，老祖宗留下了很多宝贵的经验，值得学习和挖掘！但是不论是内治，还是外治，都必须符合中医理法方药的思路，这就是中医学的原则性。

六、骨骼肌肉系统疾病

15. 从温肾阳入手论治足底痛

刘梦凡　2018年7月28日　星期六　晴

　　昨天上午门诊，一位患者家属带着病历走进诊室，请老师再开1周的中药。老师问："患者情况怎么样了？"家属非常兴奋地说："吃完您开的1周中药后，我们又在外面拿了1周的药，我先生觉得1年来的痛苦明显改善了，他说从没这么舒服过，足底痛明显减轻了，睡眠也好多了，咽喉不痒了，咽喉里的痰也减少。因出差在外，让我再来开，还想接着调理呢。"

　　记得2周前的7月13日门诊，一位55岁的男性患者，在家属的陪同下，表情痛苦地走进诊室，自诉左脚底局限性疼痛一年有余，加重1个月。曾经多家医院内服、外敷治疗未见明显疗效，经人介绍前来。刻下：左脚底局限性疼痛明显，久立则甚，伴寐欠酣，凌晨2点左右易醒，自觉咽喉痒，咽部有痰，咯白痰质清稀，自汗，腹股沟处有湿疹。查舌胖暗红、有瘀斑、苔根腻，脉细。

　　面对这样一个患者，该从何入手呢？

　　看出我们的疑惑，老师说，先抓主症吧！以左脚底局限性疼痛为主症，应属痹证范畴。一是注意疼痛的部位，《灵枢·经脉》有云足少阴肾经"起于小指之下，邪走足心"，可见疼痛部位与肾经循行相符，故治法应从肾入手。

二是病痛部位局限于左侧，《易经》有云"左为阳，右为阴"，说明与阳气有关。

三是伴随症状咽痒，咯痰色白清稀，说明什么？清代医家郑寿全《医理真传》云："气喘促，咳嗽痰涌者，肺为清虚之脏，今心肺之阳不足，故不能制僭上之阴气也。"，此乃阳虚阴盛，湿邪内生之故。因此，根据对主症的分析，我们自然从肾阳入手而治。

只见老师处方：熟附子10g，制龟板6g，砂仁10g，泽兰15g，泽泻15g，炒白术10g，石菖蒲30g，郁金15g，益母草30g，炙甘草10g。7剂，每日1剂，内外兼治，每日水煎3次，分2次温服；嘱患者药渣再熬一遍，用于每晚泡脚半小时。

老师以潜阳丹和泽泻汤治左足底疼痛获效显著，正体现了从肾阳入手的思路。

中医学认为，肾阳为一身阳气之本，"五脏之阳气，非此不能发也"，患者年过五旬，肝肾两衰，正如"丈夫……六八，阳气衰竭于上，面焦，发鬓斑白。七八，肝气衰，筋不能动，天癸竭，精少，肾藏衰，形体皆极"。故肾脏衰则肾之元阳不足，温煦失职，阴盛聚津成湿；肝气衰则肝之疏泄失职，气滞血瘀，均壅阻足少阴经脉，经脉不通则痛。久病则虚，气血不足，不荣则痛，久立伤肾，肾虚加重，则其痛更甚。

阳虚阴盛，子病及母，肺津不化，津聚为痰则咯痰；因肝血不足，故凌晨2点丑时易醒来而寐欠佳；腹股沟乃足三阴经循行之所过，肾阳不足，脾失健运，肝失疏泄，故腹股沟呈现湿疹；舌胖暗红、有瘀斑、苔根腻，脉细乃正虚血瘀痰湿之象。

综合脉症，虽病位在局部，但与肾、肝、脾、肺均有关，肾阳虚是病机之关键。故方取潜阳丹旨在归肾纳气，温肾阳、通经脉以止痛；泽泻汤升清降浊、利水除湿，寓健运与渗利合用，攻中寓补，补中寓攻；加泽兰、益母草活血利水以通络。

老师从点带面，从抓主症到抓病机，突出重点，切中要害，用后阳复血畅湿祛而得效，使我对中医临床治病思路有了更深的体会，实在是获益良多。

老师点评

中医学认为，久病必虚，久病及肾，下病治肾。人体是一个系统的整体，病虽在局部，但牵涉多脏，以肾阳不足为主。

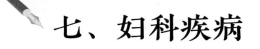

七、妇科疾病

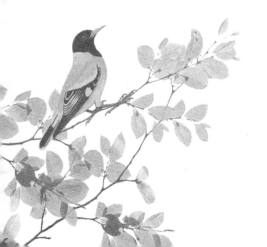

1. 论月经及月经病之治

林建荣　2016 年 6 月 21 日　星期三　多云

　　近期临床遇到很多月经病的患者，到底月经病的诊疗思路是什么呢？这是我们向老师提出的问题。

　　老师说，月经病首先要了解月经跟哪些因素有关，为什么会来月经。在《黄帝内经》首篇《素问·上古天真论》里就讲道："女子七岁，肾气盛，齿更发长；二七而天癸至，任脉通，太冲脉盛，月事以时下，故有子。"这句话告诉我们月经来潮应具备三个条件：一是"天癸至"。那天癸与什么有关？"癸"属阴还是阳？我们说天干包括甲木、乙木、丙火、丁火、戊土、己土、庚金、辛金、壬水、癸水。五行又有阴阳之分，故壬属阳水，癸属阴水，水与五脏六腑之肾有关，肾属水亦主水，所以要让天癸至，肾精需充盛，但仅仅天癸至，月经就会来吗？不一定！

　　二是"任脉通"。任脉是阴脉之海，阴气旺盛。那么任脉之阴液何来？中医学认为，脾胃乃气血生化之源，脾胃功能正常，才能化生营卫之气，营气行于脉中，脾又主统血，因此脾胃气血充盛，才能将营气固守在脉中，这是任脉通的保证。

　　三是"太冲脉盛"。什么是太冲脉？太冲脉就是我们奇经八脉里的冲脉。冲脉与任督两脉同出于胞中，又称"一源三歧"，冲脉循行范围广泛，其上者"出于颃颡，渗诸阳，灌诸精"，其下者"渗三阴"，其前者"渗诸络而温肌肉"。张景岳在《类经》中对冲脉分布给予高度概括，如"其上自头，下自足，后自背，前自腹，内自溪谷，外自肌肉，阴阳表里无所不涉"。所以冲脉有连通全身气血的作用，故称之为"十二经脉之海""五脏六腑之海""血海""经脉之海"。可见只有三个条件满足了，才能"月事以时下"，而三个条件的具备与人体五脏六腑关系密切。

临床上月经病有很多种表现，比如痛经就是常见的月经病之一，而痛经首先要判断寒、热、瘀、虚的不同。当然，还要根据症状发作的时间，是经前、经期，还是经后的区别，治疗是完全不同的。记得已故的中医学者何绍奇老师治疗瘀血型痛经有一个很好的经验方，就是当归尾和醋大黄等分研末冲服，其中大黄一定要醋制，取其酸入肝之意。一般连续服用2~3个月经周期，屡见成效。

另外，从经量来看，有量多、量少、闭经或崩漏的不同；从经期来看，有先期、后期或先后不定期的不同。但从总体来说，我们大致将月经分成经前、经期和经后，治疗原则就是"经前勿补，经后勿泻"，这就是天人合一的体现，正如《本草纲目·人部·妇人月水》云："月有盈亏，潮有朝夕，月事一月一行，与之相符，故谓之月水、月信、月经。"故经前气血充盛之时，以疏肝理气、调和气血为主，临床常用逍遥散、疏肝理气汤等；经期是阴血下泻、阳气偏旺的状态，阴血下泻一定要阳气的推动，所以经期以阴血亏虚为主，故补益阴血为要；经后阴阳均不足，以调补阴阳为主。

古人有"妇人病首问月经"之说。所以临床只要是女患者，我们都要注意关注其月经，因为这与我们的治疗思路有关系。

> **老师点评**
>
> 　　经、带、胎、产是女性特有的生理表现，与女性本身的身体结构和功能有着密切的关联。临床针对每一种疾病的诊治，除了把握其病理状态之外，首先弄清其生理机制，也就是在考虑月经病的诊治之前，了解产生月经的条件及月经前、中、后期的身体状态是非常有必要的。

2. 崩漏和闭经之诊治思路

林建荣　　2016 年 5 月 30 日　　星期一　　阵雨转阴

　　崩漏和闭经都是月经病，但两个病症完全不同，中医临床怎样论治呢？

　　老师说，崩漏和闭经从症状上来看，一个经行不断，一个月经不潮，但临床不是这么简单的问题，每个疾病都有它们各自的规律。比如崩漏，我们知道其与月经过多是有区别的，那么崩与漏有什么不同呢？《医宗金鉴》云："淋沥不断名为漏，忽然大下谓之崩。"可见区别不仅在于量的不同，还有急缓之别，故崩又称血崩，漏又称漏下。

　　就"崩"而言，临床属急症。中医认为，治疗分三步，也是三个原则：塞流、澄原、复旧。"塞流"是以止血为主，急者治其标，用傅青主的固冲止崩汤，以黄芪、理中汤为基础，取其止血先治气，因气为血之帅，其中去甘草意义在于重在救急而非甘缓之意。"澄原"是什么意思？就是找病因，崩漏病因最多的是血热、虚寒、血瘀（离经之血），救急之后要治因。"复旧"即固本，思路有二：一是因脾不统血所致，宜固脾胃。脾胃为后天之本，脾能统血，所以老师常在补中益气汤的基础上加减；二是因冲任不固者，宜固冲任。叶天士说"八脉隶属肝肾"，所以奇经八脉之病症多从肝肾论治，临床常用左归饮加二至丸加减，或《金匮要略》里的胶艾汤。注意胶艾汤中的阿胶是阿胶珠或阿胶炭，有止血之效，与黄连阿胶汤和复脉汤中滋阴养血之阿胶是不同的。

那么闭经呢？原因很复杂，现代医学分为原发性闭经和继发性闭经。从中医学角度来讲，闭经有四个方面的原因：一是肾虚经闭，原发性闭经多属这个类型，与先天肾气不足有关，治疗重在滋肾养血以调经。怎么做？这是有步骤的，按一个月的时间，前三个星期以滋肾养血为主，当然，滋肾之前要分清肾阳虚还是肾阴虚；第四个星期以调经行血为主，调经行血有个很好的方子是调经饮。照此思路治疗反复数月。二是肝郁经闭，重在疏肝以调经。中医学有女性以肝为先天，所以肝之功能是否正常很关键。三是血瘀经闭，重在活血化瘀以调经。临床在血府逐瘀汤的基础上，应分清寒瘀和热结之不同，如偏于寒者，可加温经汤；偏于热者，常合桂枝茯苓丸。四是痰湿经闭，重在化痰通络以调经。临床可以在温胆汤、导痰汤或苍附导痰汤的基础上加牛膝、刘寄奴、泽兰等活血通络之品。

这仅仅是一点思路，月经病还很多，具体的问题临床还得具体分析。

老师点评

女以血为本，崩漏和闭经都与血之运行密切相关。中医学认为，五脏之肝脾肾、十二经脉及奇经八脉之功能失调无不牵涉血之运行，故只有细查病因，缜密思考，整体联系，才能做到辨证正确、论治无误。

3. 标本兼治带下病

刘雪兰　2016 年 8 月 30 日　星期一　多云

厦门地处东南沿海，湿气重。久居湿地，如摄生或饮食不当，以致湿热之邪容易侵犯人体。古人云："千寒易除，一湿难去，湿性黏浊，如油入面。"意思是湿邪缠绵难愈，不易除去，所以湿邪致病病程一般较长。

2016 年 8 月 2 日上午，门诊来了一位面容忧愁的女患者，面色萎黄，虽只有 27 岁，但看上去远超出这个年龄。自诉阴道炎症、白带异常反复发作多年，十分困扰，外用内服均效果不显。近日白带量多，色黄为主，异味重，且外阴瘙痒难耐，其他方面均正常。末次月经：2016 年 7 月 13 日～7月 20 日，量偏多、色鲜红、夹少许血块，经前偶有腰酸。视其舌红苔薄黄腻，诊脉细滑。

窃想这应是带下病中带下过多症，属于妇科常见病，但对患者来说，确实是难言之隐。

老师以清热燥湿、凉血止痒之法治之，处以经验方：白鲜皮10g，地肤子10g，女贞子15g，墨旱莲15g，丹皮10g，琥珀粉3g（冲服）。6剂，每日1剂，每日2次温服。同时告诉患者必须要有耐心，配合治疗，并忌食生冷油腻之品。

这正是老师临证多从湿论治带下病的体现，如《傅青主女科》云："夫带下俱是湿症"。湿邪其性本重着黏滞，易缠绵难愈，加之暑伏，易湿热并见，所以湿热下注导致白带多、色黄、气味重、外阴瘙痒等症。

1周后，患者开心地来复诊，高兴地说："吃药后白带明显减少，色黄，异味不重，外阴瘙痒也减轻，感觉舒服多了。"老师望闻问切后，在原方基础上，加土茯苓30g，鱼腥草30g，郁金10g。7剂，以观后效。

反思此案，感触良多。

第一，老师继承了国医大师朱良春教授和洪广祥教授的学术经验，在治疗湿热证时，常用的两个药对是土茯苓配鱼腥草清热以消浊、白鲜皮配地肤子利湿以止痒。所以老师说，好的疗效都是站在巨人的肩膀上取得的。

第二，中医学有久病及肾之说，老师认为该证属于虚实夹杂，治疗要标本兼顾，补虚泻实，所以在清热利湿之时，不忘补肝肾之虚，方中二至丸（女贞子、墨旱莲）滋补肝肾，但补而不滞，补中有清，助丹皮以清热凉血。

第三，老师在临床中十分注重经络定位。根据肝经的经脉循行，故有肝经绕阴器之说，老师凡治男女生殖系统疾病，喜用入肝经的琥珀作为引经药以直达病所，正如老师常说，引经药的作用就像我们旅游中的导游一样。

老师点评

　　带下病是妇科常见病，临床虽以湿邪为主因，但中医认为，带下病与奇经八脉关系密切，除了与"阴脉之海"任脉、"血海"冲脉有关外，还与带脉失约相关，正如宋代医家陈自明《妇人大全良方》指出："人有带脉，横于腰间，如束带之状，病生于此，故名为带。"根据清代温病大家叶天士"八脉隶乎肝肾"之说，可见奇经八脉之疾治从肝肾。故临证在因人、因时、因地制宜的基础上，双管齐下治其本从肝肾、治其标化湿浊而效至。

4. 审证求因辨治月经病

温玲　　2016年9月7日　　星期三　　晴

　　《黄帝内经》曰："人之所有者，血与气耳。"可见气血对人体而言十分重要。中医学认为，气为血之帅，血为气之母，气能生血，血能载气。

　　老师说，从气与血互根互用的关系揭示了中医学辨证思维的特点。所以在临床诊治疾病时，抓住主要矛盾，才能达到事半功倍的效果。

记得 2016 年 8 月 9 日，门诊来了一位女患者，看上去年龄在三十岁左右，面带愁容，脸色无华，无精打采。自诉半年来神疲乏力，嗜睡感明显，眼皮沉重，口干思饮、饮不解渴，纳可，大便每日 1 行、质软。近 2 月行经前后伴头部隐痛，经前乳胀。月经多推迟，末次月经：2016 年 7 月 20 日～7 月 26 日，量中等、色暗红，观其舌淡、苔薄、中有裂纹边、边齿痕，诊其脉细弱。

面对适龄女青年，老师一定会问经带胎产史，果不其然该患者半年前流产后便导致现在的状态。

窃思该病缘于流产术后，属于气血两虚证，八珍汤既补气又补血似乎最为妥帖。但见老师处以 12 剂升陷汤，此乃益气之法，临床针对气虚之证，老师喜用近代医家张锡纯的升陷汤。不知此案老师为何只益气而不补血呢，何况还有阴血虚所致的口干思饮的症状呢？

8 月 20 日周六门诊，患者面带微笑前来复诊，看上去气色好多了，高兴地说："吃了 2 周药，精神状态一天比一天好，眼皮不重了，嗜睡感明显改善，口干不明显。月经此次不仅未推迟，而是提前 1 周来了，时间是 2016 年 8 月 12～17 日，经血较前鲜红，而且这次月经前乳胀未作，仅左侧头部稍有不适，也比以往减轻。"临床疗效证明，老师的补气之法成效显著。

根据患者舌淡红苔薄、上有裂纹、边齿痕，脉细。老师此诊以 7 剂当归补血汤合生脉饮治之，显然以补血养阴为主，益气为辅，并嘱患者饮食起居等注意事项。

老师说，像这样的案例，怎样看待气血之间的关系很重要。女性本以血为养，流产导致血虚是毋庸置疑的，难道气不虚吗？中医学认为，气随血脱，所以这个患者一派气虚为主症的表现，正说明气血关系的密切。

那么如何补气补血？或孰先孰后？这就考验我们的临床思路。比如我们这个案例中有个症状"口干思饮、饮不解渴"，如果我们仅仅看到"口干思饮"，一定会认为是津液不足或阴血虚，但关键是"饮不解渴"，这就告诉我们这种口干思饮乃气虚不能上承津液所致，所以补气是关键！

这正是老师一直强调的，疾病的治疗是讲究先后步骤的，关键是核心病机是什么。

老师点评

明代著名医药学家李时珍云："妇人，阴类也，以血为主，其血上应太阴，下应海潮，月有盈亏，潮有朝夕，月事一月一行，与之相符。"故妇人乃以血为本，但血与气分属阴阳，两者互根互用。从整体而言，抓住阴阳之关键，切中阴阳之核心，临床才能达到事半功倍的效果。

5. 安冲汤巧解妇人五七之难

范昕艺　2016 年 11 月 26 日　星期六　大雨

今天外面下着大雨，空气中弥漫着一丝丝阴寒，中午在老师门诊接近尾声时，一位面色如窗外天气一般阴郁的女士走进诊室。

询问中得知，她以月经过多2个月为主诉，行经时伴头晕剧烈，甚时恶心欲呕，经期7～8天。此次月经从11月23日来潮至今，月经量大、颜色鲜红，并夹许多血块。除此之外，患者近一段时期情绪抑郁，白发增多，口干思饮，纳寐尚可，二便调。查其舌紫苔薄腻、有裂纹，脉滑稍弱。

患者面色晦暗，眼周及面部两颊有少许黄褐斑隐现，老师问其年龄，答曰"35岁"。说实在的，观其面容和神态绝对超乎其实际年龄。

老师认为，首先《素问·上古天真论》"二七而天癸至，任脉通，太冲脉盛，月事以时下……五七，阳明脉衰，面始焦，发始堕"告诉我们，一是女子的月经，与冲任二脉的关系密切；二是女子五七三十五岁多气多血的阳明经脉开始衰弱，气血之源不足，从面部憔悴开始，反之冲任之脉亦受影响。然历代医家早有共识，如《妇人大全良方》说："妇人病有三十六种，皆由冲任劳损而致。""妇人月水不利者，由劳损气血，体虚而风冷客于胞内，伤于冲任之脉故也。"妇人月经等疾患大多责于冲任受损，所以月经病以调理冲任为主。

第二，冲任之脉为什么与月经的关系密切呢？冲脉与血室相通，上隶于阳明胃经，下连于少阴肾经，"渗诸阳""渗三阴"，有"十二经之海""血海"之称。任脉主一身之阴，凡精、血、津、液皆由任脉总司，因此，冲脉精血充盛，任脉之气通，才能使胞宫有行经的生理功能。冲任二脉相滋，血海按时满盈，则月事以时下。

第三，此女正值"五七"，阳明经脉开始衰弱，足阳明经脉与冲任二脉一并夹脐上行，冲任脉虚，阳明脉也虚。冲任脉不固，则经血失去制约，以致行经量多；行经期间头痛则是由于经期气血下注冲任，清窍失去濡养所致；阳明经脉荣养于面，循发际，阳明脉衰，面焦发堕，故见黄褐斑隐现，白发增多。

那怎样才可以固摄冲任呢？

只见老师拟方：黄芪 30g，炒白术 30g，龙骨 20g，牡蛎 20g，白芍 20g，海螵蛸 15g，生地黄 15g，茜草 15g，川续断 20g，合欢皮 15g。7 剂，每日 1 剂，每日 2 次温服。

这是什么方呢？

老师说，这是近代医家张锡纯的安冲汤，出自《医学衷中参西录》，正如张锡纯所言："本方治妇女经水行时多而且久，过期不止，或不是漏下。"方中黄芪、白术补气升提、固冲摄血；龙骨、牡蛎、海螵蛸、川续断固冲收敛止血；生地黄、白芍养血止血敛阴；茜草止血而不留瘀；加合欢皮安五脏、疏肝郁。诸药共达益气健脾、安冲摄血之效。

老师点评

月经病是临床妇科的常见病、多发病。其中月经过多虽原因繁杂，但中医学认为，主要与冲任不固导致经血失于制约有关。当然不同的人、不同的年龄生理功能、病理状态是不同的，所以临床必须结合他们的独特性，才能准确地诊治疾病，这就是科学地看问题和解决问题的方法。

6. 因势利导分期诊治痛经

刘雪兰　2016年11月15日　星期二　晴

　　痛经又称经行腹痛，是当今困扰许多女性的妇科常见病。或因长期贪凉饮冷、情志失调、饮食失常等致寒湿凝滞、气滞血瘀导致不通则痛，或因体质偏虚等气血不足导致不荣则痛。

　　今天门诊来了一位熟面孔，可爱的学妹一看见我就激动地拉着我说："老师好厉害，真是妙手回春。这个月月经前后痛经不明显了，月经量增多了，颜色较鲜，再也没拉肚子了，好高兴呀！"这是学妹第三次来看诊。

　　记得那是2016年10月15日，小学妹表情痛苦地来找老师，其面色发青。自诉被痛经折磨了四年多，经中、西医治疗效果都不明显，真不知怎么办？自诉月经周期基本正常，但量少、色暗、血块多，经前2天和经期头2天小腹阵痛难忍，学习生活受到影响。末次月经：2016年10月11日至今未尽。平素畏寒怕冷，神疲乏力，易腹泻、大便1日4～5次。视其舌体胖大、质暗红、苔薄，脉沉弱。

　　窃想该患者"经量少、色暗、血块多，舌质暗红"一派血瘀征象，应该是瘀血阻络所致的痛经吧？

　　只见老师以理中汤为主方，处方：党参15g，炒白术30g，干姜10g，炙甘草6g，益母草30g，制香附10g，小茴香 10g。共 7 剂，并嘱其每天艾灸或按压双侧的三阴交穴。

为什么呢？老师说，这个患者有没有瘀血？有！但应考虑此刻适不适合用活血化瘀的方法？现在正处于月经期，遵照"经前勿补、经后勿泻"的原则，这个时候宜补不宜泻，那么怎么补？理中汤有温补脾阳之功，阳旺则血行，脾乃气血生化之源，重用白术加强健脾燥湿的作用，加益母草、香附、小茴香既能活血调经止痛，又能温中理气化瘀。看看效果吧！

2016 年 11 月 5 日复诊，患者心情愉悦，自诉中药吃了 2 周，腹泻次数明显减少、大便 1 日 1～2 次，乏力较前明显改善，仍畏寒，纳可，寐一般，小便正常，近日自觉乳房偶有胀痛，疑月经将至。视其舌边齿痕、质暗红、苔薄黄，脉细弦。

综合脉症，老师拟 7 剂血府逐瘀汤，加温肾阳、散寒邪之熟附子 10g，以推动血脉运行。老师告诉患者，这是月经前的治疗，月经来潮后要换方，并嘱其忌生冷油腻之品，安卧早睡，注意保温。

学妹说，今天就是来问下老师是否还需要吃药，现在正是月经期。老师说，月经前后最好再调理一下。

查其舌红暗、苔根薄、稍腻。老师在首诊（2016 年 10 月 15 日）处方的基础上，加生龙骨、生牡蛎各 20g。取龙骨、牡蛎一阴一阳，意在交通阴阳、镇静安神。

后经学妹反馈，自诉服药后连续二次月经前后，痛经未作。

综观本案整个过程，老师治疗思路明确，一是顺应女性生理变化。根据月经前后的身体状态，治疗方法不同；二是标本兼顾。该患者以脾阳亏虚为本，寒凝血瘀为标。老师经后的治疗体现了中医"治病必求于本"的思想，正如《素问·至真要大论》云："知其要者，一言而终，不知其要，流散无穷。"

老师点评

古人有"妇人首问月经"，痛经就是一个与月经密切相关的常见病，临床有虚实之分，但主要涉及肝脏的功能，肝主疏泄，调达一身之气机，若肝郁气结，疏泄条达之性失职，则气机升降转输不利，血行受阻，冲、任等经脉血行不畅，经血滞于胞中而致。同时，月经前后人体的身体的状态是不同的，治疗时不忘顺应身体的变化，正体现了中医因势利导的思路。

7. 经方治产后汗症思路

石颖　2018年6月18日　星期一　雨

产后病是指胎儿娩出后至产褥期间所发生的与分娩有关的疾病。产后汗出不只是最常见的产后病之一，属产后"三急"的范畴。

2018年5月31日门诊，一位30岁的患者，自诉产后至今汗出一年有余，经中、西医治疗数月，效不显。刻下：自汗不止，以颈背部为主，动则为甚，每天更换衣服十余次，自感神疲乏力。伴腕、踝关节酸胀感，头痛、活动后缓解，左侧牙龈肿痛，平素纳可，寐欠佳、以入睡困难为主，大便1~2日1行、成形，口干思饮，无口苦，双耳悬空感。查舌暗红、边齿痕、苔薄稍腻，脉沉细。月经周期尚规律，无痛经，末次月经：5月24日~5月29日，量可、色红、少许血块。

记得我们中医学有"阳虚自汗""阴虚盗汗"之说，那么对于产后汗出该怎样治疗呢？

老师说："'阳虚自汗''阴虚盗汗'是有临床意义的，这是一般的原则，说明汗症与阴阳相关，正如中医还有'阳加于阴谓之汗'的说法。但针对这个患者一定要考虑产后病的特点，这就是中医的因人制宜。我们知道产后病以多虚多瘀、正虚邪盛为主。产后病除'三冲'的危急重症外，'三急'症也是不容忽视的。"

只见老师处方：桂枝10g，白芍30g，炙甘草6g，红枣6g，生姜6片，熟附子10g，生龙骨20g，生牡蛎20g，党参15g，黄芪30g，当归10g，7剂，水煎服，每日1剂，每日2次温服。并嘱患者加强营养及适当锻炼，以增强体质，适寒温，慎起居，防外感。

复诊时告知服3剂后，汗出次数明显减少，关节酸胀感缓解，纳可，寐安，二便正常，舌暗转淡、齿痕减轻、苔薄白，脉稍沉。老师守方后继服14剂，随访服后现诸症状均愈。

老师的处方思路是什么呢？

老师看着我们说："我们曾经讲过张仲景的桂枝汤及其类

方，记不记得《伤寒论》第20条，即：'太阳病，发汗，遂漏不止，其人恶风，小便难，四肢微急，难以屈伸者，桂枝加附子汤主之。'这就是处方主要的依据，尽管这个病案与第20条所阐述的病因不同，但病机是一样的，这就是中医学辨证论治。"

产后汗症是因产妇在生产时耗气伤津，气血两虚，元气损伤，卫阳不固所致，确与太阳病发汗太过致阳虚漏汗之证，有异曲同工之处，故老师运用桂枝加附子汤旨在桂枝汤调和营卫的基础上，用附子壮在表之元阳。但在处方的变化及药物的用量上却让我大开眼界，对汗症的辨证论治有了更深的体会。

首先，考虑到产妇的体质，老师合用了当归补血汤以益气补血，其中，黄芪为表里双补的药物，其重点在补气，在表可发挥益气固表的作用，在里可收到补气健脾的效果，其量倍于当归缘于气为血帅，气能生血之意，正如《黄帝内经》所云"阳生阴长"是之谓尔！

其次，考虑到产后病的特点，重用白芍，并加人参，正如明代伤寒学家方有执在《伤寒论条辨》曰："用桂枝汤者，和其营卫不令暴虚得伤也，加人参、芍药者，收复其阴阳以益其虚也，加生姜者，健其乍回之胃，以安其谷也。"

其三，考虑汗出日久，往往阴阳失调，故伴失眠，加生龙骨、生牡蛎，一为阳一为阴，以交通阴阳，具有潜阳敛汗、镇静安神之功。《周易·乾传》有云"本乎天者亲上，本乎地者亲下"，阴阳本互根，气化自调和。

难怪老师常常强调，用药如用兵，既要有原则性，又要有灵活性。

老师点评

　　不论是生理性出汗，还是病理性出汗，皆与人体阴阳的变化相关。正如《黄帝内经》云"一阴一阳谓之道"，中医学认为，阴阳乃辨证之总纲，故临床辨治在调整阴阳的基础上，参天、人、地之因素。

8. 标本兼治产后紫癜

兰心雅　2018 年 8 月 3 日　星期五　晴

　　紫癜是指红细胞自血管内向皮肤、结缔组织或黏膜渗出，以表皮颜色改变，或紫红色或棕红色为主症的一种疾病。现代医学认为，其病因与遗传性、获得性等有关，目前以糖皮质激素治疗为主，越来越多的患者逐渐青睐中医学的治疗。

　　2018 年 7 月 20 日特需门诊，来了一位 31 岁的年轻女性，诉皮肤紫癜一月余，缘于产后 3 月至今，曾在某三甲综合性医院诊断为过敏性紫癜，服用糖皮质激素治疗症状减轻，但近日皮肤紫癜不明原因加重，以双上肢皮肤呈现密集型紫癜、色暗为主，伴背部寒冷、麻木不适，自产后至今 4 个月；神疲，纳可，大便日行 1 次、不成形，寐安，口干思饮晨起为甚。查舌红、有裂纹、边有齿痕，脉沉。

　　我想，根据中医学理论，紫癜病因复杂，与外感六淫和脏腑失调有关，临床有虚、实和虚实夹杂之分，一般属血分之证。记得温病大家叶天士说："入血就恐耗血动血，直须凉血散血。"故治疗血证总体以清热凉血、散血化瘀为主，那么这个案例呢？

只见老师写下：麻黄6g，白芥子10g，肉桂6g，炮姜6g，鹿角霜20g，熟地黄15g，党参15g，枸杞子15g，制龟板6g，7剂，水煎服，每日1剂，每日2次温服。并嘱其忌食生冷油腻之品、避风寒等。

1周后复诊，患者高兴地告诉我们，双上肢紫癜均已消失，皮肤较平滑，纳可，大便正常，日行2次，质不成形，寐安，口干思饮，口苦稍作晨为甚。舌边齿痕、有裂纹、苔薄，脉细。效不更方，再宗原旨，守方稍作进退以作善后调理。

老师未用一味血分药而疗效这么好！为什么？老师处方之机理是什么呢？

老师说，过敏性紫癜是个难治性疾病，值得我们后续观察，不断总结提炼。当然这个案例的治疗可能颠覆我们的常规思路，这就是中医学的原则性和灵活性的问题，希望大家从三个方面去思考：一是注意与产后的关系，二是病机特点体现阴阳互根互用的关系，三是处方含义是什么。带着老师的问题，赶紧回去查资料。

根据老师的治疗和患者的反馈，说明过敏性紫癜的中医治疗还是有优势的，但临床须辨证求因，审因论治。遵老师提示，认真查找资料，体会如下。

首先，既然病发于产后，一定有产后气血两伤、肝肾不足的特点，故气虚不能固摄血液或血虚运行无力，导致血不

七、妇科疾病

归经而外溢。

第二，患者"背部寒冷、麻木感"在先，一定素体阳气不足，加之产后多虚多瘀，背为阳，乃督脉和足太阳膀胱经脉循行之处，阳虚温煦失司，血脉失畅，则背部寒冷、麻木；神疲、脉沉乃阳虚之象；口干思饮、舌有裂纹为津血不足所致。

综合脉症，总以阳虚失固、阴血亏虚为本，治以补益阴阳，但以温阳为主，正如中医学"有形之血不能速生，无形之气当所急固"之说。

第三，老师以阳和汤合龟鹿二仙胶合方治之，阴阳双补，但以温阳补血为主，正中病机，标本兼顾而效如桴鼓。

综观此案，老师遣方用药思维之缜密，实乃获益良多！

3个月后随访，患者紫癜一直未再发。

老师点评

《黄帝内经》云"一阴一阳谓之道"，把握阴阳互根互用的关系，是调整人体气血津液的关键。

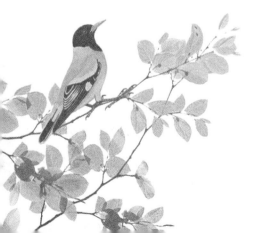

八、皮肤科疾病

1. 针刺治疗带状疱疹后遗神经痛

宋巧燕　2016 年 12 月 19 日　星期一　晴

带状疱疹后遗神经痛，中医学称"蛇丹愈后痛"，多因情志内伤，肝郁化火，或湿邪下注，或火毒炽盛导致气血凝滞，经络不通，继而发病。常持续数月，甚至数年之久，临床治疗颇为棘手。

2016 年 11 月 29 日，一位六十多岁的东北老太太一手捂着右侧胁下，眉头紧锁，面容痛苦，一进来就急切地说："主任，麻烦您给针一下，太难受了。"问诊后得知，半年前患带状疱疹，病发右侧胁下，经治已愈，现局部皮肤完好，但局部疼痛逐渐加重，近 1 周尤其明显，阵发性疼痛剧烈，呈放射状，夜间尤甚，辗转难眠。服止痛药暂可缓解，但症状反复，痛苦不已。平素性情急躁，饮食尚可，大便正常，查其舌暗红、苔薄白、脉弦细。

我想，带状疱疹后遗神经痛迁延日久而往往不易根治，但确实是针灸的优势病种。

老师针刺处方：右期门、左太冲、右间使、左阳陵泉、右中渚、右手三里。

只见老师首先让患者撩起衣服，找到右侧胁下的期门穴，用 1 寸针刺入后先在其骨膜上点刺 8 次，尔后沿着肋骨下缘深入，并擦骨膜 8 次，不留针，拔针后患者即刻感觉局部疼痛减轻许多。

然后依次针左太冲穴、右间使穴以泻法；左阳陵泉穴得气后擦骨膜 8 次，右中渚穴、手三里穴泻之。均留针半小时，1 周 2 次。并嘱患者保持心情舒畅，忌食生冷油腻、海鲜类。

那么针刺的效果到底如何呢？

1 周后复诊，患者满面笑容，欣喜地说："主任，没想到才针 2 次，效果就这么好，这周疼痛明显减轻，夜里都能睡安稳了。"老师笑着说，"再巩固一下。"2 周之后，再见这位老太太，得知右胁下放射性疼痛基本已愈。

如此好的疗效，试想老师的针刺手法和处方到底有什么含义呢？看出我的疑问，老师笑吟吟地问道："胁痛归于哪条经脉啊？"我不假思索地答道："胁下属足少阳胆经循行所过之处。"

老师说，"是的，厥阴与少阳肝胆相表里，期门作为主穴是足厥阴肝经的募穴，'募'者募集之意，肝气募集于此，加强肝胆之气机畅达，达到理气以通络止痛之功。另外，期门穴乃十二经的最后一个穴位，是肝经与肺经交接之处。肝为将军之官，主疏泄，又藏血；肺主气，朝百脉，肝升肺降正常，人身气行血畅则自如，正气抗邪有力。"

我问："老师，那为何要在骨头上点 8 次，再行擦骨膜呢？""这就是我们讲的'术数'，正所谓'天三生木，地八成之'，所以在期门穴下先点刺肋骨 8 次，目的是告知经气将至，后擦骨膜是加强经气的通利之效。"老师说道，"另外，太冲与间使均为厥阴经脉，属手足上下同名经相配，共为臣，太冲穴为肝经原穴助君穴期门疏畅肝经气机，间使穴又是

'鬼穴'，属心包经腧穴，一则心主血脉，活血以化瘀，正切合'久病入络'之意；二则心主神志，清心以安神。阳陵泉、中渚均为少阳经脉，手足、上下相配共为佐穴，阳陵泉乃胆经之合穴，属土，疏肝利胆以健脾；中渚三焦经之输穴，属木，具有升发舒展的特性，可畅达气机；最后右侧手三里乃是画龙点睛之笔，取其对应右侧胸胁部之全息疗法，如引经之使穴。"

听完老师的解答，立刻茅塞顿开，综观老师理法方穴术思路缜密，切中病机，难怪效如桴鼓，实在让学生获益良多。

第一，所谓"不通则痛，通则不痛"，故针刺的擦骨膜之手法目的是通利化瘀而疼痛乃去。

第二，"经脉所过，主治所及"，通过上下配穴，同气相求，加强经气的作用，效果更佳。

第三，行针手法很重要。老师常说针灸医师特别要注重细节，针刺手法就是很重要的一环。

老师点评

　　带状疱疹后遗神经痛虽为针灸的优势病种，但怎样取得更好的疗效对每个临床针灸医生来说都是挑战和考验。自《黄帝内经》以来，历代针灸家无不重视针刺的环节，从处方选穴到进针手法、从行针到得气、从留针到出针等，尤其是针刺手法，无不体现针刺的技巧和艺术，也是取得成功疗效的关键。

2. 针药并治带状疱疹后遗神经痛

林庆梅　2018 年 9 月 15 日　星期六　晴

2018 年 9 月 6 日周四门诊，一中年女性走进诊室高兴地对老师说："主任，针灸太神奇了！我爸爸这段时间疼痛得不行，您针完回家的路上就好多了，这两天疼痛也不明显了，睡眠也安稳了，精神、情绪都好多了。

记得 9 月 4 日，一八十多岁的大爷在家人的搀扶下，一副痛苦难忍的模样，口中还不停地哼哈着走进诊室。细问得知，患者带状疱疹后遗痛一月有余，曾在厦门某市级三甲医院予抗病毒和激素治疗，但未见好转，且逐渐加重。局部疼痛剧烈，甚至彻夜难安，苦不堪言。视其疱疹在乳头下从左胸至腋下成族分布、色紫暗，伴口干思饮，口苦，纳可，寐差，大便干结不畅、日行次数不定、0～4 次左右。近 4 个月来出现咳嗽咳痰，痰黏色白。查舌胖苔黄腻，诊其脉滑数。有双下肢静脉搭桥术病史。

综合脉症，老师中药处方后，建议针刺治疗，患者及家属不解地问："这么严重针刺有效吗？"老师答道："这个病本身就是针刺的优势病种，老人家没针过吧，扶上床躺着，试试针刺的效果吧。"当时只见老师依次针大包、阳陵泉、支沟、少商、太溪、间使、太冲，针后交代留针 1 小时。

没想到两天前的那次治疗，疗效如此明显，老师针刺处方的机理呢？让疼痛立减的重要腧穴是什么呢？

见大家疑惑？老师说，虽然首次针刺有效，但是必须告诉患者还有很长的路要走，不过说明我们治疗的思路是对的。为什么呢？

首先弄清本病属中医学的什么病？什么证？根据临床表现，《伤寒论》云："小结胸病，正在心下，按之则痛，脉浮滑者，小陷胸汤主之。"显然这是小结胸病，乃湿热阻滞所致，故依清热行气利湿之法而处方配穴。

第二，如果要讲止痛的关键腧穴是大包穴，且是处方的主穴。但不可否认针刺处方的协同作用。大包穴的关键性作用有四：一是大包穴为脾之大络，可治痛证。正如《灵枢·经脉》曰："脾之大络，名曰大包，出渊腋下三寸，布胸胁。实则身尽痛，虚则百节尽皆纵。"二是大包穴是足太阴脾经与手少阴心经之交汇穴。正如窦默《针经指南·标幽赋》云："住痛移疼，取相交相贯之迳。"三是大包穴属脾通心，养血安神以止痛。"诸痛痒疮，皆属于心"，心主神志，旨在安神止痛。四是近治作用，通则不痛。带状疱疹属络脉病变，叶天士有"大凡络虚，通补最宜"及"当与通补入络"。

当然，大包穴的针刺方法也是有讲究的，不留针，先健侧后患侧，在大包穴下点刺肋骨后擦骨膜以加强经气。

第三，阳陵泉配支沟是治带状疱疹后遗神经痛的对穴，国医大师吕景山教授常用。二穴均属少阳经，一上一下，同气相应，协力共进，以疏肝行气止痛。

少商为手太阴肺经之井穴，属木，助肝之调畅，取其右乃"左肝右肺"之意；又肺为贮痰之器，司宣发肺气之功。原穴太溪应肾，"肾者主水"，既滋水泻火又涵木。

间使、太冲上下同名经相配亦为常用对穴，间使属十三鬼穴之一，心包主血属火，如金代刘完素《河间六书》云："凡痰涎涕唾稠浊者，火热极甚，销铄致之然也。"故既可活血化瘀，又可清热利湿；太冲乃肝经之原穴，肝主疏泄，司理气、行气之功，正所谓"治痰治瘀以治气为先"，全方共达祛瘀热化痰湿而痛止。

这是针刺处方，那么中药处方如何解析？大家回去后好好考虑一下。

听了分析，不禁感叹老师理法方穴术思维缜密，环环相扣，难怪效如桴鼓，着实让学生获益良多。

2018年9月13日，患带状疱疹后遗痛的老大爷在女儿的陪同下又来了，面带微笑，神情安详，与上周痛苦的表情相比判若两人，女儿高兴地说："主任，这几天局部疼痛明显减轻了，而且口服止痛药已经不吃了，心情也平和，睡眠安稳多了，1周的中药吃完了，还请您看一下。"

老师一边诊查，一边说："大家来看看舌，记不记得上周舌胖大、苔黄腻，现在舌体正常，舌苔薄腻，先前的黄腻苔明显减少了，说明什么？说明湿热已除大半，症状均明显好转，所以我们要重新调整处方了，这就是中医说的方随证变。"

记得上周第一次来就诊时，老师综合脉症认为这是《伤寒论》的小结胸证，果然以清化痰热的小陷胸汤为主方：川黄连6g，全瓜蒌30g，法半夏10g，生白术30g，枳实30g，茯神15g，桂枝10g，蒲黄10g，五灵脂10g，川楝子10g，延胡索10g，全蝎粉3g（冲服），蜈蚣粉3g（冲服），14剂。老师嘱患者家属1天2剂，每日服4次，每3小时温服1次。

可见，老师在小陷胸汤的基础上，配合强脾运、化痰湿之苓桂术甘汤，正切中张仲景"病痰饮者，当以温药和之"之义，加失笑散合金铃子散活血化瘀、行气止痛。但不解的是方中全蝎、蜈蚣何意呢？服法有别于常规？

老师看出我们的疑惑，对我们说："第一，蜈蚣、全蝎是我的老师、国医大师朱良春教授常用的对药，称止痉散，具有搜风通络以止痛之效，此处又司'风能胜湿'之职而助小陷胸汤清化之力，正如《医学衷中参西录》云：'蜈蚣味微辛，性微温。走窜之力最速，内而脏腑，外而经络，凡气血凝聚之处皆能开之。性有微毒，而转善解毒，凡一切疮疡诸毒皆能消之……全蝎其性虽毒，转善解毒，消除一切疮疡，为蜈蚣之伍药，其力相得益彰也。'第二，患者年事已高，本就体虚，加之湿热缠绵、久稽不解，属正虚邪盛之证，治当标本兼顾。但针对其疼痛剧烈以致彻夜不安之症，如按常规剂量恐难奏效，故1日两剂，频频温服，正是古人所说'沉疴重疾需猛药'之道理，这就是因人因证治宜。"

老师的讲解使我们茅塞顿开，豁然开朗。

老师点评

　　带状疱疹后遗痛是一个非常痛苦的疾病，因人制宜是中医学诊治疾病的重要因素，也是体现中医学辨证论治的重要内容。

3. 四妙散治湿疹

纪幼红　2016 年 8 月 20 日　星期六　晴

厦门地处东南一隅，本就潮湿之地，又正值暑湿之季，湿疹多发，其瘙痒、糜烂、流滋、结痂反复发作，迁延不愈，临床治疗颇为棘手。

2016 年 7 月 30 日门诊时，来了一位 12 岁的小姑娘，形体消瘦，面色萎黄，由母亲领着。据她母亲描述，孩子双足趾湿疹反复发作两月余，曾就诊于多家三甲医院皮肤科，诊断为湿疹。经口服氯雷他定，外用丁酸氢化可的松软膏，初时可见疗效，但停药后病情反复。平时足趾瘙痒难忍，喜欢用手挠，挠时常伴流黄水。平时口苦，口渴欲饮，纳呆，大便干结。视其双足足趾可见散在分布的红色丘疹及抓痕，查舌红、苔黄腻，诊其脉弦滑数。

老师认为，湿疹虽为皮肤肌腠之疾，但与内有脾虚，外有暑湿，内外相结，湿热内蕴，胶结肌肤相关。正如古代医家刘完素所言："湿病本不自生，因于大热怫郁，水液不得宣通，即停滞而生水湿也。凡病湿者，多自热生。"

老师治以清热利湿为要，处以四妙散为主方，处方：黄柏 20g，炒苍术 10g，怀牛膝 15g，薏苡仁 15g，白鲜皮10g，地肤子 10g，益母草 15g。12 剂，每日 1 剂，每日 2次温服。

窃想四妙散以药少力专、药性平妥而著称，集苦寒清热、辛温燥湿、淡渗泄浊为一体，正切中病机。

今天门诊，小姑娘又来了，其母亲笑吟吟地说，孩子服药1周后双足趾及其附近湿疹明显改善，渗出液明显减少，瘙痒减轻，无再新发。后自行又服药2周，女儿双足趾湿疹基本消除，足趾皮肤正常，纳食增加，大便正常。

因外出旅游，近日两足大脚趾处又见点状红疹，伴瘙痒不甚，舌红、苔薄腻，脉滑。老师处以原方6剂，2日1剂，以观后效。

综观本案，体会如下：

一是体现中医天人合一思想在临床中的运用。如《黄帝内经》言："人以天地之气生，四时之法成。"所以疾病的发生、发展除与个体体质有关外，与气候、地域关系密切。

二是把握病邪的特点。湿邪缠绵，与热胶着，临床必坚守持重是为关键。

三是邪既有来路，必祛邪亦有出路。湿从下起，则湿宜从下出，正如古人"治湿不利小便非其治也"之说，临床除燥湿、化湿外，还重视淡渗利湿。

老师点评

湿疹是临床顽固性疾病，现代医学认为与变态反应密切相关，病因复杂，治疗棘手。中医认为，其缠绵难愈，内外因兼有之。如外邪袭表，腠理素虚，加之常涉水浸湿，湿性黏滞聚于肌腠，影响卫气宣发，营卫失和，血行不畅，卫外不固，易受风热之邪入侵，湿与风、热三邪互相搏结，充于肌腠，浸淫肌肤，则发为湿疹。临证治疗方法多样，但一人一方，辨证为本。

4. 标本兼治荨麻疹

侯海平　2017 年 11 月 11 日　星期六　晴

荨麻疹俗称风疹块，是由于皮肤、黏膜小血管扩张及渗透性增加而出现的一种局限性水肿反应，通常在 2～24 小时内消退，但反复发生新的皮疹。病程迁延数日至数月，临床上较为常见。《诸病源候论·风瘙身体瘾疹候》曰："邪气客于皮肤，复逢风寒相折，则起风瘙瘾疹。"其特征为皮肤出现瘙痒性团块，瘙之出现红斑隆起，形如豆瓣，堆累成片，发无定处，骤起骤退，退后不留痕迹。

今日门诊，来了一位三十多岁的年轻女患者，很高兴地对老师说："主任，我的荨麻疹已经差不多都好了，服完您的药后皮肤瘙痒未再发作，也未再服抗过敏西药了，今天主要是因为最近腹胀来找您调理一下。"

回顾她荨麻疹的整个诊疗过程如下：

2017 年 9 月 14 日初诊，患者自诉荨麻疹病史 2 年，反复发作全身皮肤瘙痒，有抓痕，遇阳光照射或下雨时加重，发作后难以自行消退，需要长期服用抗过敏西药方可缓解。平素胃脘偶有胀闷，食后则甚，伴有嗳气泛酸，纳可，口干思饮，无口苦，寐可，二便正常，舌淡尖红、边齿痕、苔薄，脉细。追问其月经史，平素月经常提前 1 周左右，量可、色暗、无血块。

只见老师处方：当归 10g，熟地黄 15g，川芎 10g，赤芍 15g，三草（茜草、墨旱莲、紫草）各 10g，黄柏 20g，砂仁 10g，炙甘草 6g。7 剂，每日 1 剂，每日 2 次温服。嘱患者忌食辛辣、生冷油腻之品，保持心情舒畅。

服药 1 周后，患者诉皮肤瘙痒次数减少，近日双膝关节及全身各关节酸楚不适，入睡可，多梦，口干思饮，无口苦，大便日行 1 次，不成形，舌淡红边齿痕苔薄，脉弦细。老师守上方去黄柏、砂仁、炙甘草、熟地黄，加防风 10g，乌梅 10g，生地黄 15g。

半个月后患者复诊，自诉皮肤瘙痒未再发作，抗过敏西药未再服用。老师处以四物汤合封髓丹加味治之。

细想其机理到底是什么呢？

荨麻疹以"痒"为主症，属中医学"风证"范畴，《素问·至真要大论》云："诸痛痒疮，皆属于心。"中医学认为，心肾相交，水火既济，而心脾互为母子关系，故此证以心为中心，涉及脾、肾。

患者荨麻疹病史 2 年，病程较久，"久病入络"而致血瘀，瘀甚则干，干甚则痒；瘀血不去，新血不生，血虚则生风；久而久之必定阴血亏虚。而阴血虚易生内热，热扰冲任，故月经提前；阴血亏虚则伤肾之阴精，肾阴不足无以上济于心，心火亢盛，心神被扰而致寐差、多梦；若心脉瘀阻，母病及子，中焦脾土失运，故脘腹胀闷、食入更甚。

老师常强调，针对反复发作性的慢性疾病，临证除抓主症治其标外，治本也很重要。

四物汤的作用是什么呢？老师说："这就是'治风先治血，

血行风自灭'，四物汤补血养血，心主血脉，血脉旺盛，方能推陈出新。"中医学认为，女子以血为本，以气为用，气血失和，百病乃变化而生，正如《景岳全书·妇人规》曰："妇人所重者在血，血能构精，胎孕乃成。欲察其病，唯以经候见之，欲治其病，唯以阴分调之。"可见妇人血病需时时顾护阴血。然妇人之血，宜盛不宜衰，宜活不宜瘀，宜通不宜塞，宜平和不宜寒热，宜调养不宜克伐。而四物汤则治以养血补血重在治本。茜草、墨旱莲、紫草合称为三草，以凉血清热止痒重在治标。

然方中封髓丹之意何在呢？窃想封髓丹乃纳气归肾的功效，正如火神派鼻祖郑钦安道："夫黄柏味苦入心，禀天冬寒水之气而入肾，色黄而入脾，脾也者，调和水火之枢也，独此一味，三才之义已具。况西砂辛温，能纳五脏之气而归肾，甘草调和上下。"血瘀阻络，心血不足，则心气浮越，封髓丹入肾以收纳心气，入脾以调和中焦，实乃治本之法。

可见老师遣方用药，思维缜密，环环相扣，实在佩服！

老师点评

明代医家李中梓《医宗必读》有"治风先治血，血行风自灭"，成为中医学论治风证之理，在临床往往指导着皮肤病的治疗。中医学认为，肺主皮毛，说明皮毛与肺关系密切，但实际与其他四脏均有关，故临床治疗皮肤病在抓重点之外，应全面参详，才能达到标本兼治。

5. 从痰瘀辨治痤疮

施雨　　2016 年 8 月 21 日　　星期日　多云

　　爱美之心人皆有之，尤其是女孩子，谁不希望自己皮肤白皙光亮。痤疮是个非常困扰女孩子的疾病，虽不痛不痒，可关乎面子问题。跟师中发现痤疮患者还真不少，尤其是年轻人，好发于面部，可见粉刺、丘疹、脓包、结节等多行性皮损。正如老师常说，有些疾病与年龄是有关系的，如黄褐斑一般多发于更年期，而"青春美丽疙瘩豆"往往是年轻的象征。

　　2016 年 5 月 31 日周二门诊，来了一位漂亮女孩，虽 25 岁，但看上去却比实际年龄要小，只是满脸痤疮，以两颊、下巴密集，色暗红，少许有白色脓头。自诉火气重，面部痤疮反复发作已有 3 年，月经前特别明显。因工作压力大，一般都晚睡，平时爱吃肥甘厚味、生冷之品，纳可，大小便正常。月经周期正常，但量少、血块多，末次月经：2016 年 5 月 23 日 ~ 5 月 30 日。之前看过很多医生，西医诊断为毛囊皮脂腺慢性炎症性疾病，内服外用各种药物，不见好转。视其舌红暗、边齿痕、苔薄腻，诊其脉滑。

　　《黄帝内经》说："食饮有节，起居有常。"看来现在的人真的很难做到。像这样夜不安睡，饮食又不节制，哪有不上火之理？该清热解毒还是滋阴降火呢？且看老师的！

　　只见老师处以 7 剂的桂枝茯苓丸合升降散化裁。并告诫患者安卧早睡，饮食清淡、忌生冷油腻，保持心情舒畅。

记得老师说过，病虽在外之皮肤，肺主皮毛，但与五脏六腑均有关，正如中医言"有诸内必形诸外"。窃思两方都不是治痤疮的主方，桂枝茯苓丸活血、化瘀、消癥，治妇人宿有癥块、血瘀经闭、行经腹痛及产后恶露不尽等；升降散升清降浊、散风清热，治温病表里三焦大热，其症不可名状者。

2周后复诊，我惊讶患者面部完全不一样，她高兴地说，"主任，没想到中药有这么好的效果，当时吃完7天，脸上痘痘明显减少，皮肤感觉好多了，因工作忙没时间，我自己又在外面拿了7包药，现在这服药吃了2周，您看怎么样，还要吃中药吗？"看其面部两颊、下巴痤疮基本消退，未见新长痤疮，仅遗留痘印，脸上确实平坦多了。自诉纳寐可，大便日行2次，不成形。正处月经期间（2016年6月18日至今未净），色稍暗，但本次血块减少。视其舌暗、中裂纹、苔中薄白腻，诊其脉细。

老师在原方基础上稍有进退，加养血之品，嘱其1周后再来。果不其然患者很准时来复诊，面部痘印淡了，脸色有光泽了，其他情况均可，视其舌暗已减、中裂纹、苔薄，诊其脉细。最后老师以血府逐瘀汤加减，改善面部皮肤微循环以收其工。并嘱其经期前后分别稍作调理即可。

中医学认为，痤疮虽有虚有实，但总以火邪立论，所以临床治疗或清热解毒或滋阴降火。但深究此案之得效并未落入俗套，那依据何在？难道这就是老师常说的知常达变之理吗？

第一，根据《素问·生气通天论》"寒薄为皶，郁乃痤"的理论，老师认为，患者喜食生冷肥甘，易损及阳气，阳气受阻，表阳被郁，郁久化热而痤疮乃成，故以桂枝茯苓丸之赤芍、丹皮及桃仁活血凉血以清热；升降散中僵蚕、蝉蜕散郁热、宣肺表，乃透阳中之清阳，共取"火郁发之"之义。

第二，寒邪伤阳，肥甘伤脾，脾阳虚则痰浊内生，正符合中医学"脾为生痰之源"；阳虚不运则血行不利，符合中医学"血不利则为水"，故以桂枝茯苓丸中之桂枝、茯苓温阳化痰，此乃张仲景"病痰饮者当以温药和之"的最好体现。

第三，老师强调，临证治疗除了注重中医的三因学说，即因时、因地、因人制宜外，还应顺应人体生理功能的变化，如女性的生理周期，遵循"经前勿补、经后勿泻"的原则，所以老师要求针对女性患者一定要关注月经的周期、经量、颜色等，对临床诊治是有指导意义的。

老师点评

中医学认为"有诸内必形诸外"，外在的疾病与人体五脏六腑都相关。临床发现，若痤疮日久不愈，气血瘀滞，经脉失畅；或肺胃积热久蕴不解，化湿生痰，痰瘀互结，致皮齐日渐增大形成结节。针对顽固性痤疮，临证从痰瘀论治乃上策之举。

6. 从"火郁发之"论治面部痤疮

林巳塬　2018年4月19日　星期四　晴

痤疮为现代青年人常见病之一，尤其以女性为多，临床发现，女性面部痤疮往往与经期相关，每于经前加剧，经后减轻，缠绵反复，多年难愈。

2018 年 3 月 10 日门诊，又来了一位 25 岁女性，自诉因面部痤疮反复发作困扰四年余，每于经前加重。目前正处于发作期，自觉面部红肿痛痒，可见脓疱，多分布于唇周、两颊，与工作压力、情绪变化有关。曾中西医治疗外用、内服各种药物稍有减轻，但仍反复不止。平素易急躁，经前伴乳房和小腹胀痛、腰酸，纳寐可，二便调，月经周期正常，末次月经 2 月 18 日，经期 1 周左右。查：舌红衬紫、中裂纹、边有齿痕，苔薄，脉弦滑。

只见老师处方：僵蚕 10g，蝉蜕 10g，白鲜皮 10g，地肤子 10g，郁金 15g，皂角刺 6g。7 剂，水煎服，每日 1 剂，每日 2 次温服。并嘱其按时服药，饮食清淡，切勿熬夜。

这是什么方呢？治疗思路是什么？看出了我们的疑惑，老师说："这是从升降散化裁而来。升降散源于明代医家龚廷贤《万病回春》所载的内府仙方，原方由僵蚕、蝉蜕、姜黄、大黄 4 味药组成，通过升降人体气机达到恢复阴阳气血平衡的功能，故而取名升降散。"

痤疮看起来虽是个皮肤病，以局部病变为主，但是与人体五脏六腑、经络气血均有关。老师说，现代医学认为，痤疮是一种与性腺内分泌功能失调有关的毛囊、皮脂腺慢性炎性皮肤病。中医称之为粉刺，最早记载在《黄帝内经》中，如"诸痛痒疮，皆属于心，汗出见湿乃生痤痱""劳汗当风，寒薄为皶，郁乃痤""汗出见湿，乃生痤痱"。可见《黄帝内经》时代对痤疮的病因病机就有所认识。

再看看这个患者，最明显的特征是痤疮以经前为甚，为什么？

首先根据胆经的循行"胆足少阳之脉，起于目锐眦，上抵头角，下耳后……至目锐眦后其支者，别锐眦，下大迎，合于手少阳，抵于出页，下加颊车，下颈合缺盆"。可见下颌、两颧处皆为胆经所过之处，肝胆互为表里；其次青年人过食肥甘油腻、辛辣之品，熬夜伤肝，肝气郁结，气郁化火，正所谓"气有余便是火"，火性上炎，郁结于面部而产生痤疮诸症。同时女子以血为本，肝体阴而用阳，月经前阴血下注血海，全身阴血相对不足，以致肝失血养，肝气易郁，郁久化热化火，上炎于面部，故皮疹以经前为重。

患者平素嗜食辛辣煎炒，长期熬夜，影响气机升降出入，导致气血失和，营卫运行失常，内郁不宣，泄越无门，郁而化火。火郁不同于火热，虽有火邪，但治疗不能纯用寒凉清热，以免凉遏气机，郁闭更甚；虽有郁结，也不能纯用燥热宣发之品，以免助热伤津耗气。治疗宜遵从"火郁发之"的原则，即辛凉宣透、宣郁散火。取升降散方中僵蚕味辛气薄，轻浮而升，归肝、肺、胃经，辟一切怫郁之邪；蝉蜕宣郁透发，归肝、肺经，通散郁热，二药共为君药；再臣以白鲜皮、地肤子清热祛湿，解毒止痒；佐郁金疏肝理气，皂角刺消肿透脓。全方共奏散郁泄火之功。

1周后复诊，患者欣喜地说，痤疮部痛痒感已消失，仔细察其面部，痤疮脓包及红肿明显消退，皮肤较平滑，情绪较平和。今日月经来潮，自觉神疲乏力，口干思饮，纳可，大便正常，寐可，舌红衬紫、中裂纹、边有齿痕，苔薄，脉细。老师拟14剂升陷汤化裁治之，并告诉患者，我们的治疗是顺应人的生理变化的，经前经后用药不同，必须有耐心，坚持治疗一段时间，观察几个周期的症状变化。

综观此案，老师认为，一是治疗面部痤疮不可一蹴而就，根据月经不同阶段采用不同的原则，"经前勿补，经后勿泻"仍然符合治疗与经期相关性疾病；二是对于热郁化火的痤疮，不可一味寒凉解毒，而应发挥火性炎上的特性，根据《黄帝内经》"火郁发之"的原则，散火泄热，避免寒凉遏伏而导致气机不畅。关键是抓住病机，顺应病性精准处方用药，故胜之在握。

老师点评

"火郁发之"出自《素问·六元正纪大论》。所谓"火郁"是指热邪伏于体内；"发"乃发泄之意，因势利导的一种治法。面部痤疮病在上，火热之邪郁于内，火性炎上，故治以发散之法而正中病机核心。

7. 神应养真丹妙治脱发

纪幼红　2016 年 8 月 20 日　星期六　晴

随着人们工作、学习和生活压力的增大，受脱发困扰的人越来越多，尤其是年轻人，加之晚上不睡早上不起，生物钟紊乱，脱发有逐年上升的趋势，这不仅仅是种疾病，关键是影响美观，从而给人们带来了很大的精神压力和心理负担。

西医认为，脱发症是以毛发减少为特征，脱发性疾病包括斑秃、雄激素源性脱发（又称男性型脱发、脂溢性脱发）、化疗性脱发、老年性脱发及瘢痕性脱发等类型。西医认为，脱发是多因素综合作用的结果，涉及感染、激素水平、免疫调节、细胞因子、生长因子及应激、遗传等方面，其发病与人体内分泌－免疫－神经系统功能失调直接相关。

在中医学中脱发症属于"斑秃""油风"等范围，其本在精血不足，其标在风邪为患，证候虚实夹杂。隋代医家巢元方《诸病源候论》载："足少阴肾之经，其华在发……若血盛则荣于须发，故须发美；若气血衰弱，经脉虚竭，不能荣润，故须发脱落。"指出肾精不足、少阴经血虚是导致发不荣润，甚至脱发的原因。《黄帝内经》亦云："血气盛则肾气强，肾气强则骨髓充养，故发黑，血气虚则肾气弱，肾气弱则骨髓枯竭，故发白而脱落。"故脱发一症总由肾精亏虚，水不涵木，肝风上扰或精血不足，血虚失养，虚风上扰头部所致。所以老师临床常用神应养真丹标本兼顾，以养血补肾为本，祛风息风为标。

记得2016年8月1日门诊，来了一位22岁的小伙子，一副郁郁寡欢的样子，自诉2年前开始脱发，考试紧张或睡眠不好时尤其明显，每天起床时枕头上有数十根头发，头皮瘙痒，伴有脱屑，外搽生发水，亦服中药多剂，效果欠佳。视其头发稀疏，两鬓尤其明显，自觉发质干，舌淡红、边齿痕、有裂纹，脉细。否认有脱发家族史。

此案脱发从何辨证呢？

老师说，首先从中医学理论来看，一是发为肾之外候。正如《黄帝内经》说："肾者，主蛰，封藏之本，精之处也，其华在发。"说明头发的生长与脱落、润泽与枯槁，均与肾精的濡养有关；二是精血同源，"发为血之余"。说明头发与人体血液的盛衰关系密切。因此脱发一证，其根本在肾虚和血虚，一般来说多见于老年人。

只见老师处方：当归 10g，熟地黄 15g，川芎 10g，赤芍 15g，木瓜 10g，菟丝子 10g，羌活 6g，天麻 10g，女贞子 15g，墨旱莲 15g，18 剂。每日 1 剂，每日 2 次温服，并嘱其保持心情舒畅，保证睡眠时间。

"这什么方？"老师问，我心想：当归、熟地黄、川芎、赤芍这不就是四物汤，女贞子、墨旱莲不就是二至丸吗？老师似乎看出了我的心思，笑着说，"不错，除二至丸外，这是个治疗脱发的完整处方，叫什么呢？"想了想，好像《方剂学》教材中没有呀，只好摇摇头，老师说，"这个方叫神应养真丹，出自明代医家陈实功的《外科正宗》。"

今天门诊，小伙子笑容满面地走了进来，这次妈妈还跟着，他还没开口，妈妈就先说："我这儿子吃药从来没这么乖过，每天按时服药，吃了半个多月脱发明显减少，以前一大早就发现他枕头上、房间地板上到处是他的头发，现在真的少多了。主任，您看两边还有新长出来的细头发。"小伙子也说："头皮基本不痒了，头皮屑少了。"视其舌淡红、苔转白，诊其脉细。由于过 2 天就要去国外念书，所以此次专门过来找老师开药带到国外服用。

因考虑患者年轻，老师在原方基础上，去滋补肝肾之二至丸，开了 14 剂，1 剂服 2 日，每日 2 次，以巩固疗效。

窃思神应养真丹治疗脱发机理何在呢？

神应养真丹由当归、川芎、白芍、天麻、羌活、熟地黄、木瓜、菟丝子 8 味药组成，清代《冯氏锦囊秘录》曰："发乃血之余，枯者血不足也。忽然脱落，头皮多痒，须眉并落者，乃血热生风，风摇木动之象也。"方中以四物汤养血活血，体现了中医学"治风先治血，血行风自灭"的治法，此其一妙。其中以赤芍易白芍，考虑患者反复发病已 2 年，久病入络，赤芍则长于化瘀清热，张锡纯《医学衷中参西录》中有"至于化瘀血，赤者较优"；熟地黄、木瓜、菟丝子滋养肝肾，肝肾同源，此其二妙；天麻、羌活辛苦而温，祛风通络，引药上行巅顶，此其三妙；加二至丸（女贞子、墨旱莲）滋补肝肾，但补而不滞，补中有清。全方共行滋肝补肾、活血祛风、养血生发之功。正如《黄帝内经》中说："谨察间甚，间者并行，甚者独行。"

由此可见神应养真丹确实切中病机，难怪疗效明显！但老师强调，如果是老年人，本就肾精亏虚、气血不足，必须有耐心，坚持治疗是关键。

老师点评

中医学有"发为肾之华""发为血之余"之说，但实际上，毛发的荣枯与人体的脏腑功能、气血盛衰都相关。脱发的病因复杂，病机有虚、实或虚实夹杂。诊治之时，仔细辨证，因人制宜，根据病机核心，挖掘古方，以拓展临床治疗思路。神应养真丹专为肝肾血虚兼瘀血、伴风邪外袭以致风盛血燥之证而设，但为什么可以治脱发？脱发的机理何在？药证怎么相符？只有知其然而知其所以然，才能融会贯通，才能在临床上举一反三，这不仅是对学生的要求，也是对自己的要求，这就是教学相长。

8. 从经络辨治皮脂腺囊肿思路

林巳塬　　2017年9月21日　星期四　晴

"学医不明经络，开口动手便错，盖经络不明。无以识病证之根源，究阴阳之传变……经络为识病之要道。"老师说，"这是宋代窦士才《扁鹊心书》中的名句，也是古人长期的临床经验之谈，可见掌握经络理论对临床诊治是何等重要！"在临床跟师期间，发现老师常常运用经络辨证的思维诊治一些棘手的疾病，屡见奇效。

记得2017年6月10日周六，一位二十几岁的年轻女性走进老师的诊室，她面带愁容地小声述说一件令她十分困扰的事，未说之前先抬起手臂，一看她两边腋窝处数个甚至十多个圆形的肿块，如串状的葡萄般，按之柔软。她说："主任，您看，除腋下外，胸胁两侧皮肤也有凸起肿块数个。"老师问："有什么感觉？"患者答道，"有刺痛、瘙痒，时伴烧灼感，破溃后有脓液流出。"然后，自诉这个病已有五年余，多方求治，内服外用均无果，西医曾建议外科手术，但因畏惧手术而未接受。近2个月肿块有增大的趋势，经介绍，遂抱着试一试的心态来求治中医。刻下：伴口干思饮，易心烦，纳寐可，小便可，偶有便秘，平素喜食辛辣。末次月经：2017年5月15日～5月21日，经量中等、色鲜红、伴血块，经期小腹坠胀感。诊其舌边齿痕、色红暗、苔薄黄，脉弦细滑。既往甲亢病史。

这些多发肿块，对年轻女孩子来说，确实是个麻烦，这到底是什么病呢？中医该怎么治疗呢？

老师看着我们说："这个病西医称为皮脂腺囊肿，多见于年轻人，目前最有效、最简单的治疗方法是手术切除。但是中医学的治疗思路是什么？消肿散结是我们要达到的终极目标，但通过什么手段和途径是关键，首先来看一下病位在腋窝下及两胁，与什么经脉有关呢？这就要考我们学过的经脉循行了。《灵枢·经脉》云：'心手少阴之脉，起于心中……其直者，复从心系，却上肺，下出腋下，下循臑内后廉，行太阴、心主之后。''胆足少阳之脉……其支者，别锐眦……以下胸中，贯膈，络肝、属胆，循肋胁里……其直者，从缺盆下腋，循胸，过季胁，下合髀厌中。'这就告诉我们病位与少阴、少阳经有关，所以我们应从心、肝两经入手。"

只见老师处方：黄芩10g，赤芍15g，红枣6g，生甘草10g，浮小麦30g，蒲黄10g，五灵脂10g，皂角刺6g。7剂，水煎服，每日1剂，每日2次温服。

查阅资料得知，皮脂腺囊肿又称为脂瘤、粉瘤，是以皮肤间出现圆形质软的肿块，溃破后可见粉渣样物溢出为主要表现的肿瘤性疾病。此患者以双侧腋下的肿块凸起数量大约有十几个，伴胸胁部肿块数个为主症，何况肿块的位置比较特殊在腋窝下，难怪患者不敢手术。

期待追踪患者的疗效！

6月15日复诊，患者诉药后口干减轻，情绪较平和，余情平稳。因昨天月经来潮，自觉精神困顿，舌脉同上。老师改用来复汤加减化裁，14剂，水煎服，每日1剂。

患者连续服药3个月，经前、经后按上述不同处方进退变化，肿块每见缩小，局部刺痛、瘙痒、烧灼感逐渐改善。今日来诊，惊奇地发现左腋下及胸胁处肿块基本消失，仅右腋下肿块仅剩2~3个，但已明显减小。

临床疗效证明，老师的诊治思路是正确的，难怪年轻姑娘能坚持不懈，说明患者对中医的治疗充满信心。

观察老师治疗过程，经前以黄芩汤、甘麦大枣汤合失笑散为主方；经后以来复汤治之，体现了"经前勿补、经后勿泻"的原则，且始终以治肝为要，以顺应肝体阴而用阳之性。

思之不解的是，黄芩汤出自张仲景的《伤寒论》，原治太阳与少阳合病自下利者，既清热止利，又和中止痛，但此方此处用意何在呢？

老师告诉我们，回顾一下患者脉症，其平素喜食辛辣，年轻气盛，少阳升发之气旺，热盛伤津，气血壅滞，肿块积聚、灼热疼痛；热郁化火，则易心烦；热灼津液，则口干、大便秘结；脉弦细滑乃少阳热证之象。黄芩汤可折少阳之火，火去则津存；甘麦大枣汤缓肝解急以疏肝经；失笑散祛瘀止痛、消肿散结；加一味辛咸温之皂角刺，辛能通络、咸能软坚；温能宣散；走肝经入病所、走肺经透皮毛。全方以徐入徐进之方式，共奏清热、散结、消肿之功。

细思此案，突显了经络循行在疾病的定位上起了关键的作用，可见经络思维为临床治疗疑难杂症提供了思路，所以经络学说是中医学理论重要的组成部分，正如《黄帝内经》云："经脉者，所以能决生死，处百病，调虚实，不可不通。"

老师点评

　　经络学说是中医学认识人体独特的视角，经脉"内属于脏腑、外络于肢节"，贯穿人体，无处不到，是人体的生命征象。临床如何从人体经脉辨识疾病是中医诊断的重要内容，体现了中医学思维在临床中的运用，对临床诊治具有指导性意义。

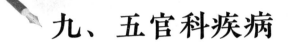

九、五官科疾病

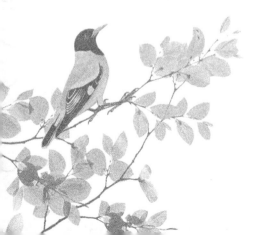

1. 益肾通窍方论治耳鸣及其思考

余诗梅　2017 年 1 月 22 日　星期日　晴

耳鸣是临床常见的顽固性疾病，是一种自觉症状，以耳内自觉有声，而外部无相应声源，其鸣响或如蝉叫，或如蜂鸣等为主症的疾病。《医学入门》云："耳鸣，聋之渐也。"耳鸣严重影响人们的生活质量。目前医学界暂无特效的药物，治疗颇为棘手。

跟诊以来，发现临床耳鸣患者越来越多，然针灸治疗往往取得较好的疗效。

老师认为，耳为肾之窍，手少阳三焦经、足少阳胆经、手太阳小肠经绕耳际，所以耳鸣与经脉、脏腑功能失调均有关。因耳鸣多慢性反复性发作，一般来说，属虚实夹杂证，以肾虚为本，或肝胆疏泄失调，或三焦转枢不利，或经脉不畅等因素诱发。故抓住耳鸣的病机根本，老师制定疏肝益肾、通络开窍之法，拟定益肾通窍方针刺治疗耳鸣，屡试不爽。

一日，门诊来了一位五十多岁男性，被耳鸣困扰多年，曾全面检查未发现器质性疾病。近期因情绪抑郁不畅而明显加重，以左耳耳鸣为甚、如蝉鸣声，安静时明显，精神欠佳，寐欠安，余情尚可。视其舌暗红、苔薄，脉沉细。果然不出所料，老师以益肾通窍方治之，处方由听宫、中渚、侠溪、太溪、足三里、外关组成。

针刺时，首先取右侧手太阳小肠经之听宫穴，只见老师

242

用右手拇指先在腧穴处揉按数次，而后再将针缓缓刺入穴中；然后依次针手足少阳经之中渚穴、侠溪穴，因少阳为耳脉，通调少阳经气以疏肝理气、宣通耳窍；再取右侧足少阴肾经之太溪穴以益肾生精、上荣耳窍；配左侧足阳明胃经之足三里穴，一是补后天以滋先天，二是调中焦以交通上下；最后取外关穴，一是通利三焦枢纽以开耳窍，二是外关乃八脉交会穴，通阳维脉以护阳扶正。

留针半小时后取针，患者反映针后自觉耳部有清爽通透之感。嘱患者每周治疗3次，隔日1次，并保持情绪平和，避免过劳。

患者诉治疗5次后，耳鸣明显减轻，睡眠改善，精神状态明显增进，心情甚为喜悦。

疗效显示治疗已取得初步成果，但我不解的是：一是老师处方有何含义？二是患者分明是左侧耳鸣，老师为何取右侧听宫穴？三是针刺听宫穴之前，老师为什么反复按揉此穴？

记得老师总是告诉我们，学问学问就是在学中问，在问中学。只有不断地学习、思考、总结，才能真正学到东西，才能提高临床水平。

想起诸多耳鸣案例，我们发现益肾通窍方是老师临床治疗耳鸣的有效方剂，那么到底有何含义呢？

老师说，针灸不仅是一门技术，而且也是一门艺术。针灸学是中医学理论不可或缺的重要组成部分，是在传统文化土壤中诞生的一门实用性的学科，所以临床运用不仅局限于腧穴的选择，而且其中的学问都得用心揣摩，细细体会，才能取得预期的疗效。益肾通窍方是在明代针灸大家杨继洲《针灸大成》耳鸣方的基础上化裁而来，由听宫、中渚、侠溪、太溪、足三里、外关组成，其意何在呢？

其一，六穴成方乃"天一生水、地六成之"之意，专为肾虚为本之耳鸣病机而设。

其二，配穴分布身体的上中下各部，形成立体状。即涵盖远近、上下、手足、阴阳、左右多层次配穴法。

其三，君臣佐使分工明确，责任到位。处方中太溪、听宫为君，集远近、上下、表里、阴阳相配于一体，有益肾开窍之功。其中太溪是肾经之原穴，是贮藏和激发肾之元气所在，取其右乃滋其肾阴以濡耳窍之意；听宫穴据《说文解字》云："听者闻声也，宫者宫殿也。"其位于下颌骨髁状突的后方，张口时呈凹陷状，是小肠经与手足少阳三焦经、胆经的交汇穴，实乃耳脉之会，取之既是近治作用，又可疏导手足少阳经脉，达到宣通耳窍之目的。中渚、侠溪为臣，上下相配调畅少阳之经气以疏肝行气，其中中渚为输穴属木，侠溪为荥穴属水，旨在滋水生木。足三里为佐，阳明胃经之合穴，属土，辅佐君穴，补后天以养先天。外关为使，少阳之络穴，通奇经八脉之阳维脉，阳维乃维护一身之阳，取之引阳气入耳窍以护正气之功。诸穴协同，功效专一，行益肾、行气、通窍以止耳鸣。

为何左耳耳鸣却先针右侧听宫呢？此乃《黄帝内经》提出的"左病取右、右病取左"之巨刺法。该患者耳鸣日久，久病必虚，故先针其健侧，调动健侧之气血以祛患侧之邪气。

那么在针刺听宫穴前用拇指反复按揉此穴，用意何在呢？我们知道，在临床我们的任何治疗手段都是有目的的，根据病情的深浅、病邪的性质来决定行针的手法及进针的深浅。《难经·七十一难》云："针阳者，卧针而刺之；刺阴者，先以左手摄按所针荥俞之处，气散乃内针。是谓刺荥无伤卫，刺卫无伤荥也。"

什么意思呢？这是古人长期临床经验的总结，实际上告诉我们一种针刺方法。就营卫而言，同源而异流，根据营卫的性质，营属阴，卫属阳，他们分别行于深浅不同的部位，所以刺营时，应避开浅层的卫；刺卫时，应浅刺而不要伤及营。因此我们在针刺耳鸣患者时，就要考虑久病入深这个层面，为不伤及浅部的卫分，采取先在患者听宫穴处按揉数下，待卫气散去后方才进针，达到深入营分的目的。

听完老师的话，恍然大悟，茅塞顿开。难怪老师常常针灸强调要注重理、法、方、穴、术，只有每个环节都做到位，临床才有可能收到预想的疗效。

老师点评

耳鸣之证，原因复杂，治疗棘手，久则可致耳聋。中医学认为，肾开窍于耳，耳疾多从肾论治。但耳乃宗脉之所聚，经气不能上灌于耳，久则亦致耳鸣。故发挥针灸的优势，充分调动腧穴、经脉、脏腑之间的能动性，不失为治疗耳鸣的优选方案。

2. 滋阴潜阳论治舌痛口疮

宋巧燕　2016 年 8 月 25 日　星期四　晴

天地阴阳平衡，万物则欣欣向荣。人体若阴阳失调，则会产生各种各样的问题。正如《黄帝内经》言："阴平阳秘，精神乃治。"

2016 年 8 月 6 日周六门诊，一位强烈请求加号的患者，急切地说："教授，我专程从广东来，您一定要给我看一下，我舌头疼痛、口腔溃疡反复发作 5 年了，现在难受死了，说话、吃饭都受不了。"痛苦溢于言表。

这是位中年女性，45 岁，身形瘦削，面色晦暗，唇色暗红。我脑海中突然浮现出"瘦人多火"这句话。问诊时得知，患者曾就诊于广东多家三甲综合性医院，诊断为口腔真菌感染，口服多种西药（具体不详）和中药，症状无明显改善。平素口苦，口干思饮、喜热饮，自觉神疲乏力，睡眠尚可，二便正常。月经从 2015 年 11 月开始，每 3 个月一至，量可，鲜红，无血块；末次月经 2016 年 7 月 30 日，经行 4 天。视其舌边多个溃疡、口腔黏膜色红，舌质红绛少苔、边齿痕、有裂纹，脉沉细。

针对这样一个病案，应当从哪儿下手呢？一位同学问："老师，用潜阳丹行吗？""用潜阳丹的依据是什么呢？"老师说，"潜阳丹仅有温肾潜阳之功，而无清热滋阴、交通水火之力。"这时，只见老师处以 7 剂的滋肾通关丸合封髓丹。

窃思效果如何？期待着！

4 天后门诊，又见这个患者。怎么了？药还没吃完呀，难道有什么不对吗？正疑惑着，却听她兴奋地对老师说："教授，太好了，就吃了 3 天中药，舌头不痛了，口腔溃疡也好了，从来没这么舒服过，麻烦多给我开点药，我要回去了。"老师望闻问切之后，在原方的基础上，合用芍药甘草汤酸甘化阴，乃肝肾同源之理，并做了一番交代。

难道这就是古人形容的"效如桴鼓"吗？

老师说："在临床中，一定要善于思考，多问为什么？如果你们不问我，我就要问你们。"

反思前案，实乃受益良多，老师诊治思路清晰，用药丝丝入扣，以清热滋阴、引火归元、交通水火而取效。

第一，从病位、症状及体征诊其病之标在心，病之根在肾。心开窍于舌，舌为心之苗，苦为火之味，心火上炎使然；面色晦暗、形体瘦削、口干思饮缘由肾水匮乏所致；舌质红绛少苔、舌有裂纹、脉沉细均为阴虚之象。正契合阴虚火旺、火不归原之病机。

第二，古人有"肥人多痰，瘦人多火"之说，这就是体质与疾病的关系，联系临床所言非虚，只是此"火"乃虚火也。

第三，心肾相交、水火既济体现中医阴阳制约之理，所以在临床上老师常常说，平衡阴阳乃中医治疗之本，这正如中医学所说的"以平为期"。

老师点评

中医学认为，心开窍于舌，舌之疾从心论治当属正治。根据气机升降理论，心肾之间呈现心火下降以温肾水、肾水上升以滋心火，形成水火既济之平衡状态。针对久治不愈之舌痛口腔溃疡，从整体论治的角度，注重个体差异的同时，当调整阴阳平衡为宜，上病下治确有优势。

3. 温补法论治复发性口疮思路

陈沁鋆　2017年10月1日　星期日　晴

　　复发性口疮是以口、唇、舌出现溃烂或疮疡为主要症状，局部表现红、肿、热、痛，看似小病，但具有周期性、复发性、自限性的特点，由此引起的疼痛、食欲不振、烦躁等一系列的不适症状影响患者身心健康。

　　2017年9月7日门诊，来了一位中年女患者，自诉口腔溃疡反复发作一年余，近1周溃疡复发，曾服清热泻火类中药，外用冰硼散等治疗，疗效均欠佳。平素精神差，易神疲乏力，纳欠佳，常不思饮食，口中黏腻，寐安，大便1日3次，质软不成形。现口腔颊部2处溃疡，1处如黄豆大小，1处如米粒大小，周边红肿，溃疡基底为灰白色，但疼痛不剧。诊其舌红苔薄白、边齿痕，脉细沉。

　　我想，口疮不是"火热上炎"所致吗？为何患者服中药清热泻火剂不效呢？看看老师如何处方？

　　只见老师处方：黄芪30g，党参15g，炒白术30g，炙甘草6g，当归10g，陈皮6g，升麻6g，柴胡 g，木蝴蝶10g。7剂，每日1剂，每日2次，早晚分服。

　　这不是补中益气汤化裁吗？我十分不解，为何老师用温补之法治"上火"之症呢？

　　老师告诉我们，临床可能多数人认为，"上火"是口疮发病的主要原因，为什么？可能与"诸痛痒疮，皆属于热"的思想深入人心有关，故而落入"清热泻火法"之惯性思维的误区。临床观察，苦寒药清热泻火治口疮虽一时有效，但仍然反复发作。记得："我的老师何绍奇教授从《黄帝内经》'陷下则灸之'得到启发，以温补法治复发性口疮，屡获良效。"综合此患者脉症，符合这一思路。

1周后复诊时，患者高兴地告诉我们，口腔溃疡基本已愈合，以前从没有好得这么快过。老师综合脉症，在原方的基础上，去木蝴蝶、加玄参10g以善后调理，防止口腔溃疡发作，并嘱患者2日1剂，每日服1次，坚持2周。

温补法治复发性口疮思路真让我大开眼界，思考良久，收获颇多。

第一，以辨证为本。龚廷贤《寿世保元·口舌》曰："口疮者，脾气凝滞，加之风热而然也……如服凉药不已者，乃上焦虚热，中焦虚寒，下焦虚火，各经传变所致，当分别而治之。"指出上焦虚热、中焦虚寒、下焦虚火皆是本病病机，故口疮当据三焦实际而治。这就是强调在诊治口疮的过程中，总应以辨证求因、审因论治为基本原则，而非一概采用清热之法，正是体现了张仲景"观其脉症，知犯何逆，随证治之"的思想。

第二，口疮与脾胃关系最为密切。《金匮翼》曰："胃虚食少，肾水之气逆而承之则为寒中，脾胃虚衰之火被迫上炎，作为口疮。"《冯氏锦囊秘录》云："更有中气不足，脾胃虚衰，不能敛纳下焦阴火，被逼上炎，以致虚阳口疮。"指出口疮直接原因是相火上冲灼伤口舌，根本原因则是脾胃虚弱无法制约相火，虚火上炎而引发。

根据经络循行理论，口腔与多个脏腑相关，正如《素问·阴阳应象大论》之"脾主口……在窍为口，其华在唇"；脾经"夹咽，连舌本，散舌下"；胃经"入上齿中，还出夹口，环唇"。《素问·阴阳应象大论》还指出"心主舌……在窍为舌，舌为心之苗"；肾经"连咽系舌本"；大肠经"贯颊，入下齿中，还出夹口"。可见口疮的发生虽与心、肝、肾等脏有关外，尤与脾胃关系密切。脾胃位居中焦，为人体气机升降之枢纽，五脏六腑皆禀气于脾胃，故治疗口疮应以调理脾胃为主。

第三，方证契合，疗效显著。本案患者口疮反复发作，有纳差及便溏等脾虚之证，服清热泻火苦寒之药易伤中土，致脾气受损，中阳不振，脾脏运化失司，邪毒蕴结；"久病不已，穷必及肾"，以致命门火衰，蒸腾无力；阴伤日久，阴损及阳，无根之火上浮而致病。《寿世保元》云："口疮连年不愈者，此虚火也。"

李东垣在《脾胃论》中指出："既脾胃气衰，元气不足，而心火独盛。心火者，阴火也，起于下焦，其系系于心，心不主令，相火代之。"故脾气亏虚、相火不安而致复发性口腔溃疡，治其"惟当以甘温之剂，补其中，升其阳，甘寒以泻其火则愈"。补中益气汤是甘温除热的代表方剂，故乃首选之剂，其又名医王汤，处方中重用黄芪，味甘微温，入脾、肺经，如《珍珠囊》描述："黄芪甘温纯阳，其用有五：补诸虚不足，一也；益元气，二也；壮脾胃，三也；去肌热，四也；排脓止痛，活血生血，内托阴疽，为疮家圣药，五也。"炒白术补气健脾为臣，与黄芪合用，补益中土。血为气之母，气虚时久，营血亦亏，故用当归养血和营，协人参、黄芪以补气养血；陈皮辛苦温，理气行滞，燥湿化痰，使诸药补而不滞。并以少量升麻、柴胡升阳举陷，协助君药以升提下陷之中气，《本草纲目》谓："升麻引阳明清气上行，柴胡引少阳清气上行，此乃禀赋虚弱，元气虚馁，及劳役饥饱，生冷内伤，脾胃引经最要药也。"共为佐使；炙甘草调和诸药，亦为使药；而木蝴蝶一药，《纲目拾遗》描述："凡痈毒不收口，以此贴之。"故取其敛疮生肌之效。诸药合用，可使中焦重振，脾胃健运，中气充足，元气内充，清阳得升，气陷得升，口疮得愈，且不易复发。

老师点评

《黄帝内经》字字珠玑散发着古代医家的智慧，揣摩与领悟其内涵对开启临床思路、指导临床诊治具有很高的价值。复发性口疮虽为常见病和多发病，但是有时治疗颇为棘手，在经典理论的指导下，知常达变突破惯性思维，往往取得疗效。

4. 引火归元辨治反复发作性舌肿痛

吴素素　2017年9月10日　星期日　晴

某日门诊，一位满面苦楚的老年女性患者，自诉被舌头肿胀疼痛、烧灼感，夜间牙龈肿痛折磨得苦不堪言，已经九月有余。曾于多家三甲综合性医院口腔科、内科、神经内科等门诊及住院中、西医治疗，时有缓解，但数日后又反复发作，自行吃了很多凉茶却也无济于事，不知如何是好。经人推荐前来就诊。刻下：自觉怕热，口苦口干、晚间为甚，咽喉堵塞感，纳可，大便日行1次、成形，夜寐多梦、凌晨1~3点易醒，情绪急躁。诊其舌红、边齿痕、苔黄腻，脉沉弦。反流性咽炎病史20年，近期体检显示血脂、血压、血糖偏高。

"对于这样一个案例，我们的思路是什么呢？"老师看着我们问道，"可能很多人会觉得这是上火了，清热解毒或清热泻火有用吗？如果有效，肯定不会迁延9个月，其实此'火'为'虚火'，而非'实火'也，所以我们必须另辟蹊径。"

只见老师处方：黄柏20g，砂仁10g，炙甘草6g，炒苍术10g，怀牛膝30g，琥珀粉3g（冲服），郁金15g，益母草30g。7剂，每日1剂，每日2次温服。

这是从哪儿下手的呢？

老师说，从患者主症可知，病位在舌，舌之病与什么脏腑相关呢？根据《素问·阴阳应象大论》之"心主脉，在窍为舌""舌为心之苗"，显然是告诉我们舌头的病变与心息息相关。中医学认为，心肾相交、水火既济；而心肝互为子母关系，所以此症以心为中心，涉及肝、肾。

患者为老年女性，肾中阴精渐衰，肾阴亏虚则相火妄动，肾水不足亦不能上济于心，又肾经"循喉咙，夹舌本"，故见舌头肿胀疼痛、口中烧灼感、牙龈肿痛、口苦口干、咽喉堵塞感等一派浮阳上越之象；肝肾同源，肝肾阴虚必然，肝阳上亢，肝火扰心则寐差、心烦、情绪易急躁。

听了老师的话，如醍醐灌顶，这真是一次中医学基础知识的回顾，期待患者的反馈！

1周后，患者高兴地来了，一坐下就说："太好了，吃药后从没感觉这么舒服，舌头肿胀疼痛、烧灼感、牙龈肿痛明显改善，口干口苦减轻了，精神也好多了。"老师综合脉症，效不更方，在守上方的基础上，加首乌藤30g，朱砂粉1.5g（冲服），7剂，每日1剂。

　　7天后，患者自诉舌头、牙龈肿胀疼痛、烧灼感已愈，睡眠改善。刻下：咽部及胃脘部不适、以天气闷热尤甚，流涎，怕热，纳可，大便日1次，成形偏软，寐差易醒，多于凌晨1~3点，舌淡红苔薄白，脉沉滑。老师处以当归六黄汤化裁以善后调理，7剂，1剂服2日，每日1次。

　　为什么不乘胜追击呢？老师说："这就是效也要更方，虽然始终以'壮水之主，以制阳光'之法治之，但因主症变了，疾病的程度改变了，所以我们的处方、用药都应随之而变。"

　　透过此案，收获良多，老师分别以封髓丹合三妙散、当归六黄汤论治，正是抓住了疾病阴虚火旺、相火外浮的核心病机，以滋阴降火、引火归元之法调理阴阳，因此得效迅捷，这就是老师常说的"用药如用兵"，强调疗效最大化的根本是药证相符的精准度。

老师点评

　　引火归元也称引火归原，又名导龙入海，是治疗元阳浮越，肾火升腾的方法，此浮越之火乃虚火也。明代医家张景岳指出："虚火之病源有二，盖一曰阴虚者能发热，此以真阴亏损，水不制火也。二曰阳虚者亦能发热，此以元阳败竭，火不归元也，此病原之二也。"故临床虚火应首辨阴阳，方能切中病机，随证治之。

5. 升阳降火法治慢性剥脱性唇炎

林巳塬　2017 年 8 月 5 日　星期六　晴

　　2017 年 7 月 4 日特需门诊，走进一位二十岁左右的男性，虽在青春洋溢的年纪却面带愁容，仔细一看，患者唇色晦暗，口唇皲裂，并布满白色皮屑。患者自诉口唇干燥脱屑、裂口疼痛反复发作两年余，与季节无关，多家三甲综合性医院诊断为剥脱性唇炎。曾内服、外用各类中、西药物，但收效甚微，仍呈逐渐加重趋势。经人介绍由父母陪同专程从外地前来求治。刻下：伴口干思饮，纳欠香，大便日 1 行、质稀不成形，寐可，平素稍感乏力。查其舌暗、边齿痕、苔薄腻，脉细弱。

　　老师说，一般情况下，口唇皲裂、干燥以秋冬季节多见，稍抹唇膏就可缓解，既不影响美观，也无碍生活，但慢性唇炎患者症状持续，与季节无关，想想中医怎么诊治慢性剥脱性唇炎呢？

　　何谓剥脱性唇炎？剥脱性唇炎是指因化学、物理、日光或不明原因所致的口唇慢性炎症，以唇黏膜红肿、糜烂、皲裂、脱屑、结痂为主要特征，症时轻时重，日久不愈，属慢性唇炎中的一种。现代医学认为，其发病与寒冷、干燥、日光照射、烟酒刺激及舔唇、咬唇、乐器吹奏等因素有关。目前，现代医学主要通过抗真菌药物及激素类药物来控制症状，但长期西药及激素的治疗除伴随某些毒副作用外，停药后还易复发，所以治疗慢性唇炎确实是临床一大难题，那么中医中药能治好这类疾病吗？老师会如何帮助这位年轻患者摆脱烦恼呢？

此时只见老师处方：黄芪 30g，党参 15g，炒白术 10g，炙甘草 6g，升麻 6g，柴胡 6g，当归 10g，青皮 10g，陈皮 10g，益母草 30g。7 剂，每日 1 剂，每日 2 次温服。

这不正是补中益气汤加减吗？补中益气汤系金元四大家之一李东垣创制，又名医王汤，具有健脾益气、升阳举陷之功，老师为什么从脾入手治疗呢？本以为应该用清热解毒的中药来消炎的。

老师笑着说，"其实历代医家对本病早有认识，根据其症状特点，其属中医学'茧唇''风紧唇'等范畴，如《灵枢·寒热病论》有'寒热者……唇槁'是最早有关本病的症状描述。《外科正宗》云：'唇风阳明胃火上攻，其患下唇发痒作肿，破裂流水，不疼难愈。'在你们大学中医基础理论里学过，脾主运化，开窍于口，其华在唇，是吧？这里正好用上了。此外，足阳明胃经夹口环唇，下交承浆，故唇部病变与脾胃关系密切。"

老师的一席话让我醍醐灌顶，那么服药后的效果如何呢？

7 剂药后，患者诉唇边脱皮减少，但仍唇干、唇色偏暗，舌脉同上。老师在原方基础上，去益母草、青皮；改党参为太子参 15g 以加强补气生津之力；加三七粉 3g、丹参 20g、桃仁 10g，旨在"治风先治血，血行风自灭"以活血祛风。

1 周后又来复诊，患者一改之前的愁容，面带笑容高兴地告诉我们，症状明显好多了，唇干缓解、唇部已经无脱皮、唇色暗已转红润，唇边的白皮已褪去，不仔细看还真看不出来曾饱受过慢性唇炎的困扰。

综观此案，获益良多。

首先，老师的诊治思路让我看到了中医理论的魅力，真正看到了中医理论指导临床的价值。"脾开窍于口""唇为脾之外侯"都是以脾为气血生化之源为基础的。脾之运化功能正常，则水谷精微等营养物质才能正常的输布和吸收，脏腑经络、四肢百骸、筋肉皮毛才能得到充分的营养而进行正常的生理活动。若素体虚弱、劳累过度、久病体虚，或饮食失调，或肝木克脾土等，均可导致脾胃气虚，运化失职，水谷精微不能输布，气血生化不足，则口唇失于濡养而发病，故从脾论治慢性唇炎有其充分的理论依据。

第二，"治病求本"，以除其根。患者二十出头，本应年轻气旺，但由于各种原因，导致脾胃中气不足，阴火上乘其华。脾气虚，阴火上乘其唇，烧灼肌肤，口唇肌肤失于荣养导致口唇干燥，甚至皲裂、脱屑；久则气虚血瘀可见唇色暗红无光泽；气虚不能化津，津液不能上承而致口渴思饮；舌边齿痕、脉细乃一派脾虚的征象。故以补益中气、升阳散火为治。

方中黄芪为君，性温味甘，入肺、脾经，补益中气、升阳举陷；臣以党参补元气；炙甘草补脾和中，三药共补一身之气，有"芪外参内草中央"之妙。余药共佐益气血、升阳气、降阴火。

脾胃为后天之本，后天不固则疾病反复缠绵，老师巧用甘温除热法以升阳降火治慢性唇炎正是抓住了病之根本。

6. 疏肝补脾分期论治目胀痛

宋巧燕　2017 年 3 月 12 日　星期日　多云转阴

2017 年 2 月 11 日上午，门诊来了一位青年女性，体形偏瘦，面色略黄，表情忧郁，问诊得知，其被右眼反复胀痛困扰十余年，近 2 年病情加重，发作频次增加，曾就诊多家三甲综合性医院及眼科医院，诊断为青光眼睫状体炎综合征（简称青 - 睫综合征）。发作时起病急骤，右眼胀痛难忍，伴视物模糊，痛甚时可连及右半边脸，查：眼压升高。西医给予激素类药物局部点滴治疗，症状可缓解，但易反复，往往与劳累、心理压力大有关，不堪其扰。平素情绪较为急躁，容易疲劳，口稍干欲饮水，纳可，寐欠佳、凌晨 3 点易醒来、醒后难以再入睡，大便日 1 行，小便尚可。末次月经：2017 年 1 月 22 日，经期 4 天，量少，色鲜红，无血块，近 2 年月经量较前减少。察其舌暗衬紫、苔薄白、边有齿痕，脉象弦细。

青光眼睫状体炎综合征？这是我临床第一次遇到这种病案，但记得曾在书中看过，本病多发生在20～50岁，50岁以上者少见。它是一种反复发作的单眼青光眼合并睫状体炎，迄今发病机制不明，相关因素有房水动力学改变、炎症或房水中前列腺素升高等。以单侧、反复发作、视力正常或视力轻度减退、眼压升高、房角开放等为特点的一种疾病，目前西医在发作期以抗炎治疗和降低眼压为主，缓解期无特效治疗方法。

　　中医学认为，肝开窍于目，五脏六腑之精华上注于目而为明，由此看来，眼睛的功能不仅与肝的功能相关，而且还与五脏六腑密切相关。那么中医应从何入手呢？

　　只见老师处以7剂柴胡疏肝散，加郁金15g、丹皮10g、首乌藤30g，嘱其忌食辛辣油腻之品，并保持心情舒畅。

　　看完老师的处方，我不禁疑惑，患者面色微黄、神疲乏力、舌边有齿痕，似有脾虚之状，这是否是肝郁脾虚证呢？老师为何没用健脾之药，而仅仅疏肝呢？

　　老师说，没错！确有脾虚之象，但我们应弄清楚导致脾虚的原因是什么。清代医家叶天士在《临证指南医案》云"女子以肝为先天"，意思是女子的生理、病理与肝的功能息息相关。该患者病程日久，肝郁不畅，疏泄失司，肝木克土，导致肝脾不调，所以脾虚是源于肝之功能失调所致。厘清了这一点，自当以疏肝为先，何况患者正处于经前期。另外，"久病入络"，可见其舌质暗紫，说明瘀血存在，故以柴胡疏肝散疏肝理气、活血化瘀。

　　1周后，患者神清气爽，开心地说："主任，服药后右眼的胀痛没有发作，而且精神状态、睡眠都比从前好了很多，情绪也没那么急躁了，口也不干了。现在只是偶感右眼有异物感，没想到中药竟有这么好的疗效，还想开些药调理调理。"

老师察其诸症，诊其舌暗淡红、苔薄白、边齿痕，脉沉细。守上方，加祛风通络化痰之僵蚕 10g。

服药 7 剂后，患者告知右眼异物感消失，情绪平和，纳可，睡眠明显改善，因昨日月经来潮，精神较易疲惫。老师综合脉症，以补中益气汤健脾气，旨在扶土抑木善其后。并嘱患者专科定期复查。

通过本案，让我深切体会到：一是抓住病机关键，才能处理好主次之间的关系；二是注重个体的生理特性，才能突出中医"因人制宜"的特点。

老师点评

注重患者的主观感觉才能抓住主症，切中疾病的病机关键才能制定法则。临证时，善于运用五行生克制化的理论，处理好五脏之间的关系是提高临床疗效的重要保证。

7. 从阳论治舌下息肉

徐玲英　2016 年 12 月 10 日　星期六　晴

今天门诊来了一小伙子，一坐下就兴奋地说："医生，我的息肉小多了，就是中药太难吃了，能否不用吃呀。"说完张开嘴巴，指着舌下，仔细一看，发现患者舌下息肉真的比原来小了一半多，还真出乎我们的意料！老师说："很好，小伙子，再坚持坚持，应该根治才行。"

这个患者我们记得很清楚。那是 2016 年 11 月 12 日，当门诊看到一半的时候，来了位 20 岁的大男孩，一上来就张着嘴翘着舌，指着舌下。只见舌下一暗红衬紫、边际清楚、约 2cm×1cm 大小、呈椭圆形的息肉。怎么回事？细问之下得知，1 个月前因食烤鱼后第二天，舌下便出现异物感，无痛痒，但张口发现舌下有一块息肉，曾到某综合性医院口腔科、外科就诊，诊断为"舌下息肉"，经治至今未有任何改变，经人介绍前来。自诉其他均无异，纳寐可，二便调。查：舌暗红、边齿痕、苔白腻，脉细滑。

正想着该怎样治疗呢，只见老师下笔迅速，拟 7 剂苓桂术甘汤合二陈汤加皂角刺 6g。嘱其清淡饮食，忌生冷油腻之品。

为什么呢？老师笑着说："中医学总以辨证为本，息肉怎么辨证？根据什么辨证？此症缘于患者食煎炸油腻之物后，伤及脾阳，脾阳虚则不能运化水湿，湿聚成痰，痰浊凝聚而成息肉；舌边齿痕苔腻、脉细滑均为脾阳不足、痰湿阻滞之象，当然与患者本身的阳虚体质有关。正如《黄帝内经》所云'阳化气，阴成形'，故以温阳化痰为法治之。"

7 剂后复诊，患者舌下息肉如前，仅苔腻较前变薄，老师在原方基础上，加益母草 30g、皂角 5g，再进 7 剂。

今天是第三次就诊，症状明显改善，可见舌下息肉颜色变浅，呈淡红衬紫、约 1cm×0.5cm 大小，仍为椭圆形。余情可，查：舌红、边齿痕、苔薄白腻，脉细滑。老师效不更方，再进 7 剂。

我想，为什么患者三诊时症状出现如此大的改观呢？

老师说，有两个原因：一是量与效的关系。我们知道"效不更方"体现了中医学临床治疗的延续性，但是有没有"不效不更方"呢？有！这个病案就是，比如二诊时症状没有任何变化，为什么？是辨证选方不对吗？不是。根据阳虚痰阻证，我们以温阳化痰之法，选苓桂术甘汤合二陈汤治之，正契合医圣张仲景"病痰饮者，当以温药和之"的思路，所以理法方药一脉相承。但为什么没效呢？是因为量还没达到，任何治疗都有一个过程，因此这个时候我们就应该坚定地走下去。

二是特定药的作用。在辨证处方的基础上，我们加了"皂角刺"，根据《中华本草》云"时珍曰：皂荚刺治风杀虫，功与荚同，但其锐利直达病所为异耳。杨士瀛曰：皂荚刺能引诸药性上行，治上焦病。震亨曰：能引至痈疽溃处，甚验。"服后1周后毫无动静。当第二诊加皂角后，发生了质变。为什么？皂角性温可散寒、通瘀，味辛咸，辛可宣窍、咸可软坚。与皂角刺协同作战，加强温通散结之功。当然，冰冻三尺非一日之寒，在辨证无误的情况下，坚持很重要。

听完老师的话，恍然大悟，终于明白了老师的辨证处方思路。

老师点评

《黄帝内经》曰："阳气者，若天与日，失其所，则折寿而不彰，故天运当以日光明，是故阳因而上，卫外者也。"告诉我们，阳气对人体来说是何等重要！可见字字珠玑的经典道出了温阳法的中医学理论依据，成为指导着临床很多疑难杂症的治疗原则，不得不好好领悟。

九、五官科疾病

8. 补脾肾针药同治眼睑下垂症

唐桂东　2016 年 8 月 16 日　星期二　晴

2015 年 3 月 24 日上午门诊时，一对母女走了进来，老太太由女儿挽着，双目微闭，右手的食指还撑着右眼的上眼睑，慢慢地向前挪着，坐定之后，据她女儿描述，老太太上眼睑下垂近 2 年，尤其是右眼无力抬起，睁眼困难，生活中行动不便。曾就诊于某三甲眼科医院，查新斯的明试验呈阳性，诊断为眼型重症肌无力，医院予口服溴吡斯的明、注射肉毒素等，治疗后症状初时缓解，但病情反复发作，甚至愈发严重。近期症状加重，晨轻暮重，休息后缓解。视其面色萎黄，自觉神疲头晕，纳差，寐安，大便日行 1 次，质偏稀，舌暗红、边齿痕、有裂痕、苔薄白，脉沉缓。

窃想该症应属中医学"痿证"范畴，肌肉痿软无力则自然下垂。考虑《黄帝内经》有"治痿独取阳明"之说，所谓阳明者乃中焦脾胃是也，脾胃为气血生化之源，又主肌肉，气虚则下陷，血虚则失养，那么看来补脾胃、益气血乃当务之急。

但见老师以补益脾肾之气为先，取针药并治之法治之。中药处以 7 剂经验方补元汤（在补中益气汤的基础上加补肾之品），并配合 1 周 3 次针灸治疗。

针刺取穴以近部与远道相配合，辨证与循经相结合。选脾肾双补方加减，以针刺补法为主。处方以督脉之百会穴为君，督脉乃总督一身之阳，百会穴乃百脉之会也，可升提脾肾之阳气；太溪穴乃肾经之原穴为臣，补益肾之元气；合谷穴、足三里穴为佐，均为阳明经之穴，阳明多气多血之经，合谷乃大肉之交会，手阳明经之原穴，足三里足阳明经合穴，上下同名经穴相配，针之调动阳明经元气以补脾胃、益气血；太冲穴为使，其乃肝经之原穴，肝开窍于目也。

中医讲"久病及肾"，难怪老师在补脾气的基础上，不忘补肾。因肾藏精，内寄命门之火，肾精充足，命门火旺则脾气健运，升清有力，确实妙哉！

2周后见老太太自行走进诊室，完全变了一副模样，精神气色好多了，其双目眼裂明显增大，右眼也不用手支撑上眼皮了。她高兴地说："眼睛可以睁开了，食欲好了，感觉浑身有劲了。"老师效不更方，继续按照上法针药并治。

1个月后，根据患者自觉目涩、视物模糊，舌暗红边有瘀斑、苔薄，脉弦细。辨为阴虚血瘀证，老师以养血通络、补益肝肾法，改用血府逐瘀汤合二至丸。仍然1周3次针灸，选滋阴活血方化裁针刺。

处方以手厥阴心包经之间使与八脉交会穴照海和申脉共为君，间使乃扁鹊十三鬼穴之一，心主血，此乃活血养血、化瘀通脉之功；照海、申脉分别通奇经八脉之阴、阳跷脉，取阴阳跷脉有司眼睑开合之作用。以泻左三阴交、补右合谷为臣，助君穴活血化瘀，其中三阴交乃肝脾肾三条阴经交汇穴，具有一穴调三脏之功，针之可疏肝、健脾、补肾；右太溪穴与左太冲配合为佐使，并行太冲透涌泉之手法，共奏滋养肝肾之力，正是一石二鸟之意。

经过3个月反复交替的针药并治后，患者眼睛基本无恙，自我感觉良好，仅时有目涩，但生活自理无碍，神清气爽。之后老师改每周1次单用针刺之法以善后调理。

斟酌此案，我想，中医学常说"急则治其标，缓则治其本"，但在临床上该如何运用呢？老师认为，慢性病得守得住，急性病得打得准，这是临床治疗的原则。

反复思量，首先领悟到老师临床经常强调的"治病如打靶，层次应分明"的道理所在。中医治疗慢性病常常依据"久病必虚"而制定补益大法。针对气血俱虚而言，老师根据"有形之血不能速生，无形之气所当急固"之说，通常以补气为先，后以补血。这就是治病的层次性。

第二，中医学虽有强烈的原则性，但又有极大的灵活性。通过老师制定的法则，让我们明白"治痿独取阳明"不是治疗痿证的唯一法则。

第三，老师善于内外兼治，将针、药发挥到极致。临床时时强调，不论是内治，还是外治，都是在中医理论的指导下，理和法都是一样的，只是用药和用针的不同而已。同时十分讲究针刺手法的运用，如同样一对穴位，补与泻的不同，作用是不一样的，这样对提高临床疗效是关键。唐代大医孙思邈在《千金翼方》说："良医之道……汤药攻其内，针灸攻其外……知针知药，固是良医。"

老师点评

根据中医五轮学说，眼睑属脾，为肉轮；脾主肌肉，故眼睑下垂症从脾论治乃为正道。但结合患者的年龄、病程及脾肾先后天之间的关系，补脾不忘补肾双管齐下方为治疗之上策。临证时，在中医理论的指导下，充分挖掘中医学的治疗方法，针药并用，内外兼治，相辅相成。

9. 巧用桂枝汤治牙龈肿痛

石颖　2018年3月26日　星期一　晴

门诊一年轻女性因感冒后引起牙龈肿痛4天，自行服药3天未效，前来就诊，老师综合脉症，治以桂枝汤原方1周而愈，甚为不解？

素日经常遇到牙龈肿痛的患者，一来就告知"医生，我上火了"。显然，在一般人的概念里，凡见红、肿、热、痛均认为与"上火"有关，所以不论患者本人还是临床医生首选的是清热降火法，但有时结果往往差强人意，甚至反受其害而不自知。

老师说："有没有上火的情况？有！中医学认为，牙龈是阳明经脉循行所过之处，故胃火上炎就会导致牙龈肿痛，多伴有口干、口臭、便秘等症，针对这种类型，我们常用清胃散、玉女煎等，但还有很多情况临床都可能出现，比如营卫不和也与中焦有关，为什么？"

老师接着说，"营卫之气源于中焦脾胃，当中焦脾胃功能失调，营卫不和，可致气血壅滞而作，此型常伴自汗、流清涕、打喷嚏等外感症状。正如《伤寒论·辨脉法》云：'中焦不治，胃气上冲，脾气不转，胃中为浊，营卫不通，血凝不留。'仲景的桂枝汤大家很熟悉，我就不讲了。"

经查，清代医家徐彬在《金匮要略论注》中对桂枝汤的功能和机制进行了高度概括，其云："桂枝汤，外证得之，解肌和营卫；内证得之，化气调阴阳。"的确，桂枝汤通过调和中焦营卫，调畅气血以达治疗牙龈肿痛的目的，绝妙！

老师临床案例及讲解给我们临床诊治牙龈肿痛症提供了新的思路。

老师点评

牙龈肿痛病在局部，却涉及五脏六腑和多条经络，中医论治思路虽多，但重在理明，而治在辨证。

10. 疏肝运脾法治口腔扁平苔藓后遗症

石颖　2018 年 9 月 21 日　星期五　晴

2018 年 8 月 17 日门诊，一位形体偏瘦的中年女子，皱着眉、右手托着半边脸走了进来，自诉口腔右壁有一块红斑，最难受的是局部紧绷感明显，极其不适，以致心情烦躁，患者张口确可见口腔右壁红斑，如一元硬币大小。

1 年前口腔右壁红斑、黏膜破溃，就诊外院口腔科，诊断为口腔扁平苔藓，口服西药（具体不详）两月余，局部破溃愈合，但遗留红斑至今。刻下：患侧咀嚼无味，喜用健侧嚼食，言语尚可，纳可，腹胀时作，大便日 1 行、成形，寐安。舌淡红，边齿痕，苔薄中腻，脉细。月经多推迟 1 周左右，经前乳房胀痛，末次月经：2018年7月28日，经期6天，月经色红、量可、夹血块、无痛经。

该从哪儿入手？怎样辨证呢？正想着，只听老师说："口腔扁平苔藓是一种与自身免疫相关的口腔黏膜慢性炎症，以女性患病多见，现代医学多从消除局部刺激因素、控制感染、修复局部破溃等方面治疗，但有时无法缓解局部遗留的不适感，而中医重视患者的主观感觉，并将其作为辨证的重要依据之一。该患者病变在口，脾开窍于口，属脾病范畴，久病必脾虚而肝失所养，肝郁不畅则筋脉失养，故以口腔局部紧绷不舒为主症，正如中医认为，木得土而达之。"

果然，老师处以芍药甘草汤合补中益气汤治之。

9月1日复诊，患者高兴地说，服药2周，口腔局部紧绷感明显减轻，自觉舒服多了，心情转佳，腹胀未作，大便日行2次，质软。近日乳房胀痛，舌质暗、苔白腻、边齿痕，脉细稍沉。诊其口腔右侧黏膜壁红斑色减淡，范围缩小。老师遂更以芍药甘草汤合苓桂术甘汤、二陈汤，7剂，每日1剂，每日2次温服。

9月8日，患者诉口腔局部紧绷感基本消失，口腔唾液明显增加，口腔两侧咀嚼正常，乳房胀痛已愈，大便较前成形，月经于9月2日来潮，血块明显减少，舌质暗减淡、苔薄腻、边齿痕，脉细。老师以补中益气汤加合欢皮以善后调理，7剂，2日1剂，每日2次温服。

综上，老师始终坚持以疏肝运脾为法的思路是正确的，把握肝脾之间的关系是治病之关键。

首先，抓主症，寻病机，定主方。病变虽在局部，但与五脏相关，正所谓"有诸内必形诸外"。

其次，谨遵"经前勿补经后勿泻"的原则，顺应人体的生理变化。在疏肝柔筋的基础上，配合健脾之法，法不变而方不同，经前施选苓桂术甘汤，经后以补中益气汤，此乃知常达变。

反复思量，终于明白中医临床之奥秘在于扎实的中医基本功，老师运用理论剖析临床案例之精准，让我受益匪浅。

老师点评

解决患者的主观感觉是提高生命质量的重要途径，从中医学的整体观和系统论入手，是解决五官九窍相关性疾病的捷径。

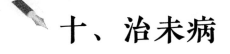

十、治未病

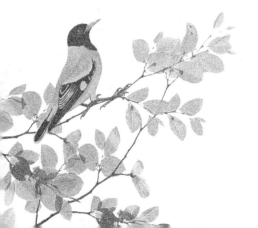

1. 论人的体质及其分类

李思论　2017 年 6 月 18 日　星期日　雨

　　临床跟师门诊时，经常听到患者问："主任，请问我的体质好不好啊？我是什么样的体质呀？该怎么调理啊？"是的，这个问题很普遍，也是我想请教的。

　　老师说，作为治未病的重要的手段，调整体质是中医养生非常重要的内容，国医大师王琦教授曾经说过："治未病的抓手，最重要的就是体质调整。"但是到底什么是体质？体质与哪些因素有关呢？该怎样调理呢？

　　在回答之前，首先我们要弄清楚两个问题：一是体质到底有没有好坏之分？我们健康人有很多不同的体质，实际上体质的好坏，就像是我们的性格一样，内向或外向孰好？其实，从健康的角度来说，体质是没有好坏之分的。二是调理体质和治疗疾病到底有没有区别？经常遇到患者说："医生，请给开个调养的处方，我想回家调理一下体质。"这个时候，老师经常告诉患者："以您目前的身体状况看，应以治疗为主，体质的调理是下一步的事情。"所以治疗和调理是有区别的。

　　因此讲到体质调理之前，我们必须明白：第一，到底什么是体质？第二，体质的分类有多少种？

　　体质包含两个含义，一是形体，二是素质或者特质。

　　（1）从形体上来讲，我们经常听到过一句话"瘦人多火，肥人多痰"，可见不同体型的人，体质是不一样的。

（2）体质是先天遗传和后天获得所形成的。可见与先天的家族遗传是有关系的，如临床上遇到高血压、糖尿病的患者，我们一定会问有没有家族史？后天获得包括饮食习惯、生活习惯、地域环境，如我们常说"一方水土养一方人"，不同地方的人饮食习惯、生活习惯都不一样。

俗话说"一母生九子，九子各不同"，说明体质是有分类的。目前，国家中医药管理局推荐国医大师王琦教授创立的体质学说，将人的体质分为九种，即亿万人群九种体质。分辨"九种体质"对于我们医生来说是没有问题的，但对患者来说，辨别清楚就有一定的难度。比如有的患者看到气虚型，感觉自己有气虚的症状，看到湿热型，感觉自己也有湿热的症状等。于是，老师曾就这个问题专门请教了王琦教授，王琦教授认为体质的辨识确实要在专业的医护人员的指导下才能分辨。

实际上，早在春秋战国时期，《黄帝内经》就已经详细地记载了体质的问题。其中里面有两篇专门从阴阳的角度论述两种类型的体质。其中阴阳五态人，即阳多、阴少、阴多、阳少、阴阳平和五种人；另外，阴阳二十五人是根据木火土金水，及其亚型来分的二十五种人。

中国古代的哲学家以"仰观天文，俯察地理，中知人事"独特的观察自然、观察世界的方法，创立了阴阳五行学说，所以《黄帝内经》将体质大致分成五种体质：阴阳平和质、阴盛质、阳盛质、阴虚质、阳虚质，但根据阴阳盛衰的多少，可简单归纳为阴阳平和质、寒性体质、热性体质三种，这样在日常生活中，我们的患者或一般的老百姓就可以根据一些

十、治未病

特征大致地辨别自己的体质，比如比较怕冷喜温者，一般是寒性体质，比较怕热喜凉者，多为热性体质等。

只有体质清楚了，才能根据不同的体质，针对性地调整，做到有的放矢。

老师点评

俗话说"一样米养百样人"道出了人与人之间的不同，说到底与人的体质密切相关，这也是中医学因人制宜的主要依据。

2. 论体质及其对人体的影响

李思论　　2017 年 6 月 18 日　　星期日　雨

生活中，有人总爱说"我是急性子"或"我是慢性子"。就像京剧通过脸谱来表现一个人的性格，如红脸的关公、白脸的曹操，从他的脸谱里面就可以知道这个人的性格特征是怎样的，这就说明体质对人之性格、情志是有影响的。

《黄帝内经》有"恬惔虚无，真气从之，病安从来"，强调情志平和的重要性。所谓情志平和就是要"恬惔虚无"。这就是说情志致病是人体重要的内在病因，中医学有"过喜伤心、过怒伤肝、悲忧伤肺、过思伤脾、恐惊伤肾"之说，所以古籍记载"范进中举，因过喜伤心而得了失心疯"；《红楼梦》也有林黛玉因过悲伤肺，最后因肺病而死的故事等，所以情志对体质的影响是很大的。

老师曾问她的老师、国医大师孙光荣教授，怎么才能达到恬淡虚无的状态？孙光荣教授说，只要做到这十五个字，即"是非审于己，毁誉归于人，成败在于天"。

在中医学理论里面还有一种"同气相求"的说法，人身体的某种因素和外界的致病因素相对应，就会产生相同类型的疾病，这就是体质与人体易感性有相关性。

"同气相求"来源于哪里呢？在《周易》中讲到乾卦时，有"同气相求、同声相应"之说，其中举了两个例子，即"水流湿、火就燥"，意思就是靠近水流的地方，湿气比较重；靠近火的地方，就比较干燥。

临床中我们发现，寒性体质的人就容易感受阴邪（阴邪包括寒邪、湿邪），容易得风寒感冒、哮喘、风湿性关节炎等寒性疾病。热性体质的人就容易感受阳邪，容易上火，长痘痘，患口腔溃疡，得红肿热痛之类的疾病。所以老师经常和我们开玩笑地说："年轻的女孩子都是长青春美丽痧瘩豆的，而我们老年人就容易长黄褐斑。"这是年龄的差别。所以体质的易感性就表现得非常清楚，什么样的体质就容易感受什么样的病邪。

当然，体质不同，疾病的传变也有所不同。《黄帝内经》讲到"气有定数"，即不同类型的气有走向、定位不同。所以《黄帝内经》言"诸风掉眩，皆属于肝"，风邪类疾病多属于肝的问题；"诸湿肿满，皆属于脾"，湿气重引起水肿、胀满一类的疾病都与脾有关。所以从情志、易感性、疾病传变来说，体质对人体是有影响的，可见体质的调整是有必要的。

在临床上，经常会遇到尘螨过敏的患者，在我们生活的环境里面，尘螨是不可避免的，那怎么办？我常常告诉患者，我们不能改变世界、改变环境，但是能改变自己，所以调整体质是必需的，体质也是可以被调整的。

老师点评

作为正常人的情感表现，都有七情六欲，但是每个人的可控能力是不一样的，可见体质的影响可能超乎我们的想象。当然，不仅如此，体质与疾病的易感及发展趋势亦有相关性，所以临床诊治任何疾病时，都必须参照体质因素，才能真正做到因人而异，突显中医学个体化的特色。

3. 论传统医学的健康观念

李思论　2017年6月20日　星期二　阴

健康观念是古代养生家在长期的实践中总结出来的，阴阳八卦图（图1）是传统文化的标志，揭示了两个重要的健康观念，即天人合一和动态平衡。

首先，什么是天人合一？《周易》曰："天地之大德谓之

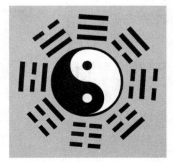

图1　阴阳八卦图

生。"即所有有生命的东西都是天地所造化来的。为什么我们的古人会提到"养生"这个词？我认为是从这句话中得到启示，因为人们对生命的敬畏，对天地的敬仰。

老子讲过一句话："人法地，地法天，天法道，道法自然。""道法自然"就是"天人合一"，天和人是合一的，人体是小宇宙，天地是大宇宙，这就是为什么我们有节气病，如有些患者会告诉我们："我调整得很好了，但是这两天症状明显。"我问他："为什么呢？"他会说："因为马上就是节气了。"我们的老百姓还是很有传统文化素养的，这说明中国传统文化的影响是根深蒂固的。

还有的人会说："明天要下雨了，或明天要起风了。""为什么呢？""因为我的关节开始酸痛了，或我的关节开始不舒服了，或我人也感觉不舒服了。"

这就是天人合一，所以小宇宙与大宇宙的反应是同步的。

其次，什么是动态平衡？我们可以看到，阴阳八卦图的外面有八卦。八卦也是我们古人通过"仰知天文，俯察地理，中知人事"观察出来的。所以古人讲究左青龙、右白虎、前朱雀、后玄武的地理方位。

阴阳八卦图中，很明显黑和白是不一样的，也表示阴阳是不一样的，但阴阳是平衡的，因黑白两者大小是一样的。老师 1999 年在英国讲课的时候，英国的一个学生问："老师，黑白的份额都是等同的，说明阴阳是平衡的，既然是一样的，为什么不用一根直线来划分？"老师告诉他们："这就是东方人和西方人思想不同的地方。我们是用"S"线来表示一种动态的变化。"即因时、因地、因人是不一样的。所以古人通过阴阳八卦图告诉我们动态平衡的观念，只有达到动态平衡的状态，人就健康了。

　　现在的体检套餐非常客观，一目了然地告诉大家身体的状态是什么，因为数据会说话，当数据在正常范围以内身体是健康的。那么古人是根据什么来判断身体的状态呢？古人注重的是"精气神"，通过观察人的精气神旺盛不旺盛来判断人的健康状态。精气神不仅有客观表现，还有自身的主观感觉，这与体质类型是一样的。《黄帝内经》讲寒性体质、热性体质，也是在客观表现的基础上，以主观的喜恶为主要的依据。所以我们调整体质，就是一个纠偏的过程。比如老百姓经常会说"祝您平安"，因为有"平"才能"安"，平衡的状态下，才能安稳，这就是古人的动态平衡。

　　在临床上，很多患者会说："主任，你帮我写个方子，或者怎么食疗，要怎么调养？"老师经常告诉他们："可以呀，但我现在写的就是针对你现在的状态，过了一段时间又不一样，如舌苔、脉搏也不一样了。"这就是说在疾病的发作期是以治病为主，在疾病的缓解期和病后的恢复期是以调理体质为主，但是体质虽是相对固定的，但也是在不断变化的。

　　因此，在健康观念的指导下，时时把握因时因人、内外和谐的调理思路至关重要。

老师点评

　　健康一定是有标准的，现代医学的健康标准既客观也科学，但是古代在没有任何仪器的情况下，通过观察精气神是否旺盛来判断人的健康状态。

4. 论道法自然调整体质

李思论　2017年6月20日　星期二　阴

道法自然也就是天人合一。古人在仰观天文，观察北斗七星时发现，北斗七星所处的方位，东南西北中不一样，所以地面的春夏秋冬的阴阳之气也是不一样的。

在《黄帝内经》中一个重要的养生原则是"春夏养阳，秋冬养阴"。因为春夏天的阳气是绽放的，是蒸蒸日上的，大自然的阳气是这样，人体内的阳气也要这样，才能与其相应。秋冬的阳气是收敛的，是下沉的，人体内的小宇宙也要这样，与其相合。

怎么样达到天人合一呢？从起居来说，春夏季太阳出来比较早，下山比较晚，秋冬季正好相反，所以春夏天宜早起晚卧，而秋冬天宜晚起早卧。那么从饮食上来说，老百姓有句话"冬吃萝卜夏吃姜，不找医生开药方"。这就是生活经验的积累，几千年以来，祖祖辈辈传承下来，他们发现在日常生活中，春夏吃姜，或以姜为代表的温热性的东西，秋冬天吃含水分多，像萝卜这样的东西，就不生病了，不找医生了，这就是"春夏养阳、秋冬养阴"。

那么未病先防该怎么调理呢？也就是说亚健康的人怎么做呢？国医大师干祖望教授传授了两个自己经验方法，第一个是针对寒性体质者春夏养阳，即在夏至的前五天和后五天，

十、治未病

277

用红参或高丽参；第二个是针对热性体质者秋冬养阴，即在冬至的前五天和后五天，用西洋参和田三七，以3：1的比例。

以上中药均可研成粉末，每天6g，早晚空腹时服用，共11天。这叫作1年补1次，1次11天。为什么是11天？因为11代表人体的五脏六腑。

为什么是夏至和冬至？因为在二十四节气里面，夏至和冬至是两个大的节气，正如一天之中的午时和子时。夏至是阳气最盛，阴气将至之时；冬至是阴气最盛，阳气将至之时，故夏至是一阴生，冬至是一阳生。所以寒性体质和热性体质，根据天体阴阳的变化进行调理，达到治未病的目的。

可见体质不同调养的时间也不一样。寒性体质春夏养阳，因寒性体质秋冬天比较容易发病，春夏天给予调养，秋冬天就不发病了，传统的"冬病夏治"的三伏贴就是针对寒性体质而调理的，如过敏性鼻炎、哮喘、风湿关节炎、肩周炎等这样一类以寒性表现为主的疾病。而热性体质秋冬养阴，因热性体质在春夏天容易生病。曾经有一个患者来就医，问他"哪里不舒服？"他说："我现在没有症状，就想调理一下体质。因为我每年到夏天就发烧，连续三年了。每年发烧就要持续一个月到四十天，吃什么抗生素都好不了。听别人说可以调理，是吗？"这就是热性体质在春夏天容易生病，所以按照"秋冬养阴"的方法，给予调理，果然再也不在夏季生病发热了，这就是体质调整后达到治未病的目的。

5. 论扶正固本调整体质

李思论　2017年6月22日　星期四　多云

临床经常有患者抱怨说："我怎么那么倒霉，只要别人一打喷嚏，我就感冒，我体质怎么这么差。"没错！这正是与人体的体质密切相关。

《黄帝内经》曰："正气存内，邪不可干。"强调了正气对人体的重要性，及正气与邪气的对应关系。从另一个角度说明，正气不足是疾病发生的内在根源。清代医家叶天士亦认为"至虚之处，便是容邪之处"，进一步诠释了正气的作用。

那么怎样提高人体的正气呢？根据中医藏象学说和气血理论，五脏六腑是以五脏为中心，五脏之中肾为先天之本、脾为后天之本，在人体中占有重要地位，因此保精护肾、健脾和胃在扶正中具有决定性的作用。

何谓"保精护肾"？此处之"精"是指肾主藏精之"精"，

十、治未病

肾乃藏精之所，保精之根本在于补肾，护肾之要在于精足。正如古语有"人若不老，补精还脑"之说，揭示了保精护肾在生命中的重要价值。《黄帝内经》第一篇在论述人的生命过程中，强调肾气在人身中的突出作用，如男子"五八肾气衰，发堕齿槁"；女子"五七阳明脉衰，面始焦，发始堕"。所以男子四十岁、女子三十五岁是肾气不足及人之衰老的开始，但也正是补肾最佳的时机，是养生最好的年龄。自然规律告诉我们衰老是必然的，但延缓衰老是可能的。

齿为骨之余，肾开窍于耳，肾主下，所以古人认为，"齿常叩、津常咽、耳常弹、足常搓"就是补肾最好最可行的方法。其中齿常叩、津常咽就是道家养阴功的两个关键步骤，达到收纳肾精的作用。古人造的"活"字就充分体现了中国人对生命的看法，怎样才能"活"？舌头上有水才能活！水从哪里来？从肾精中来！

汉代王充《论衡》中有"欲得不死，肠中无滓"，换句话说人要年轻、肠道必清是中国老百姓生活经验的总结，说明胃肠道通畅在养生中至关重要。脾主大腹，脾胃为后天之本，脾升胃降；又《黄帝内经》有"魄门亦为五脏使"，"魄"者"粕"也，魄门即糟粕之门肛门，揭示了肛门的启闭关系到脏腑气机的升降，影响着脏腑的功能，所以通过"腹常揉、肛常提"，达到健脾和胃、升清降浊的目的。

如对于疾病的缓解期或病后的恢复期患者，国医大师干祖望教授建议在每年二十四节气当日，晨起空腹服用黄芪补益后天之气，正如中医"久病必虚"之说；又如国医大师路志正教授曾就支气管哮喘、过敏性鼻炎、慢阻肺、肺心病等病，建议患者在秋冬之前，可以吃一些成药，如补中益气丸、苓桂术甘汤等以培土生金，防止在秋冬季节发作，可见两位大家调整体质的方法实在是有异曲同工之妙。

老师点评

传统医学注重的健康观念是以平衡为原则，正如《素问·至真要大论》载："谨察阴阳所在而调之，以平为期。"健康的生命就是一个不断扶正纠偏的动态过程。

6. 捋经按穴调整体质

李思论　2017年6月22日　星期四　多云

人之一身，不离气血，《素问·调经论》曰："人之所有者，血与气耳。"而气血营养周身、运行周身。《丹溪心法·六郁》云："气血冲和，万病不生，一有怫郁，诸病生焉。"所以气血通畅是正气充实的基础。

那么怎样才能使气血通畅呢？

《黄帝内经》曰："经脉者，所以决死生，处百病，调虚实，不可不通。"这句话告诉我们经脉不仅可以治病，同样可以调整人体的虚实，所以通过疏理经络腧穴是调整体质最有效的方法。

十、治未病

首先，"经"常捋。大周天（即十二经脉）是人体的一个大循环。古人在练功之时，通过以手托着天、脚踏着地的姿势表达对天地的敬仰之情。十二经脉循环的顺序是手三阴－手三阳－足三阳－足三阴，形成了阴经向上走，阳经向下走的规律，和天地的规律是一致的。《黄帝内经》曰："天在上为阳，地在下为阴，天气下为雨，地气上为云。"大自然是阴气往下走，阳气往上走，所以天人合一不是虚幻的，是有物质基础的，如大周天的循行就非常明了地表达了天人合一的思想。

这种思想和周易里的一个卦象是一样的，在周易六十四卦里有一个泰卦，泰卦是坤卦在上，乾卦在下，它呈现的是阴气向上走，阳气向下走。人体呈现"泰"卦的状态是最好的，所以当我们祝贺别人时，喜欢说"祝你康泰"。国家呈现"泰"卦的状态时，人民就安定，这就是成语"国泰民安"。但如果出现阴阳离决、阴阳不交通的情况，人体的卦象就是"否"卦，否卦就是乾卦在上，坤卦在下，阴阳永远不交流，永远分离，人就会处于休克、昏迷的状态，这就是十二经脉即大周天的重要性。

如何打通大周天？清朝乾隆皇帝曾言"经常捋。"一个原则是顺经顺时。所谓顺经就是按照从手三阴、手三阳、足三阳、足三阴十二经脉循行的顺序；顺时是从右手开始，按顺时针方向。以肘膝关节为起止，肢末非常重要，末端是阴阳经交替之处，阴经和阳经交替顺利，人体就可处于平衡的状态。每天起床后和睡前早晚各一次，用木梳或牛角梳捋经脉，阴经 36 次，阳经 81 次，达到经脉通畅、气血调和的作用，人自然感觉神清气爽。

其次，"穴常按"。经脉系统 361 个穴位，就像天上的繁星一样，分布广泛，但是根据历代医家总结的 12 个经典养生穴是手部之合谷、养老、内关，足部之涌泉、三阴交、足三里，胸腹部之膻中、中脘、关元，背腰部之大椎、命门、百会，所以这就是"穴常按"的腧穴。

第一组手部三个穴位：合谷、养老、内关，位置见图 2、图 3 和图 4。

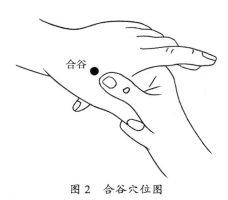

图 2　合谷穴位图

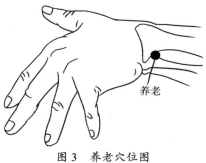

图 3　养老穴位图

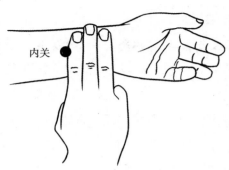

内关

图 4　内关穴位图

合谷穴属手阳明经，阳明为多气多血之经。据《说文解字》云"合为大肉之交会也"，所谓"大肉"不是我们平常认为的臀部或大腿的肉，在古代宽松的长袍马褂下，臀部或大腿是见不到的，而是指手背虎口处，第一掌骨与第二掌骨交汇处隆起的肌肉，《黄帝内经》有"大肉脱陷者死"的描述，老师曾经带着学生去医院的 ICU 观察危重患者，发现那些濒临死亡的患者合谷处的肌肉都是塌陷、没有弹性的，所以在临床我们既可以通过观察和触摸合谷穴处肌肉的丰满度和弹性度，以判断疾病的预后，又可以通过经常按压合谷穴改善人体的后天之本，以提高人体的免疫功能，适用于素体虚弱、平时容易感冒及慢性病免疫功能低下的人。

养老穴古人取其名有其义，一目了然，所以养老穴既可抗衰老又可治疗老年病。

内关穴乃内脏之关键也，属手厥阴心包经，心包乃代心受邪，针对心胸胃上焦不适具有调理作用。

第二组足部三个穴位：涌泉、三阴交、足三里，位置见图 5、图 6 和图 7。

涌泉穴为足少阴肾经的第一个穴位，肾主藏精，肾精如泉水般涌出。通过按压涌泉穴，补益肾精以充养脑髓、骨髓和脊髓。

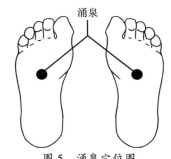

图 5　涌泉穴位图

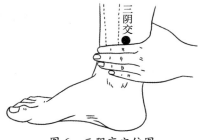

图 6　三阴交穴位图

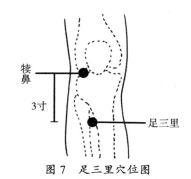

图 7　足三里穴位图

三阴交穴调养肝、脾、肾之三脏，曾经对围绝经期综合征伴黄褐斑的妇女，指导常年自我按压三阴交穴，具有明显改善的效果。

足三里穴本身就是保健穴，据报道日本有一个长寿村，平均年龄上百岁，科学家曾考察当地的地质、水源及居民的生活起居和饮食习惯等，发现与周边的村民毫无异常，但是不同的是当地有一个不成文的习俗，每年夏至当日无论男女，只要是18岁以上的村民都要用艾条灸足三里穴，这不正应验了我们"春夏养阳"的理念吗？

第三组胸腹部三个穴位：膻中、中脘、关元，位置见图8和图9。

膻中穴、中脘穴、关元穴乃任脉之穴，分别为上、中、下三丹田。膻中为气之会，气数之要也，气数代表着人的寿数，中国人重视气数由来已久，所以常压此穴可益气调息；中脘为腑之会，六腑之气以通以降为顺，按压中脘以通降腑气，腑气得降，浊气得下，清气得升；关元者关闭元气之所，元气是人体的原动力，常压之大可充养元气，小可调治男女生殖之疾。

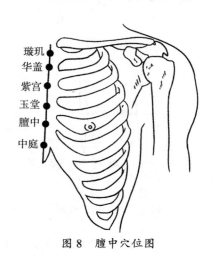

图8　膻中穴位图

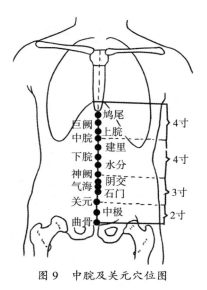

图 9　中脘及关元穴位图

　　第四组背腰部三个穴位：大椎、命门、百会，位置见图10、图 11 和图 12。

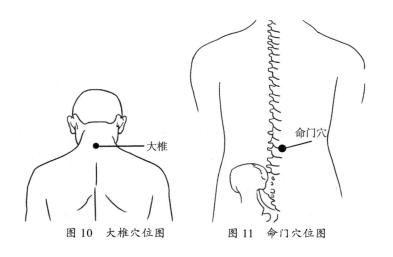

图 10　大椎穴位图　　　图 11　命门穴位图

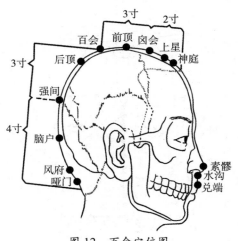

图 12　百会穴位图

　　大椎穴、命门穴、百会穴是督脉的三穴位，大椎为人体阳经交汇之处，可温阳通窍，预防感冒。命门者生命之门，处双肾之间，补肾纳气，固肾强腰；百会乃百脉之会，居人体之巅顶，收纳天之阳气，醒脑开窍之功，头痛头晕伴昏沉不适者用之多效，临床对于高血压患者，灸治有效。

　　总之，经络腧穴是客观存在的，调理应是常态，不是一朝一夕一时之功，俗话说"常用常有用、不用则无用"是有道理的。

老师点评

　　《素问·调经论》指出："血气不和，百病乃变化而生。"故防病保健的重要手段就是"疏其血气，令其调达"。日常生活中，按经按穴畅循环是简单易行的方法，值得推广。

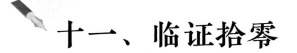

十一、临证拾零

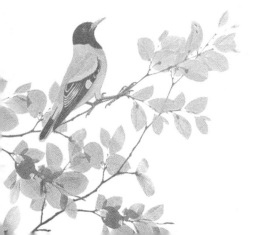

1. 论开阖枢理论在临床中的运用

林建荣　2017年6月21日　星期三　多云

今天我们的问题是开阖枢的含义是什么？开阖枢理论是什么理论呢？

老师说，开阖枢的理论出自《黄帝内经》，如《素问·阴阳离合论》云："三阳之离合也，太阳为开，阳明为合，少阳为枢……三阴之离合也，太阴为开，厥阴为合，少阴为枢。"这句话什么意思？其实告诉我们：一是开阖枢有阴阳之分；二是阳气出入的问题，如同我们讲白天，太阳升起来，阳气就出来了；晚上太阳落山了，阳气就降下来了，所以天人相应，古人践行的是日出而作、日落而息的生活方式。但是阴阳之经是不同的，如阳经之开则阳气出，阖则阳气入，枢乃阳气出入之门户；阴经则反之。

首先太阳与太阴均为"开"，区别在哪里？太阳开则阳气出，太阴开则阳气入。太阳开了，人就神采奕奕，有精神了，脸色也有光泽。那么太阳不开会怎么样呢？太阳不开，阳气闭阻了，人自然会有恶寒、恶风、发热、颈项痛、体痛节重，这就是太阳病，临床采用辛温发散法，如麻黄汤、桂枝汤等才能让太阳开，以顺应它的走向。但我们临床遇到一些外感病患者，常常伴有肠胃道症状，如恶心、不欲食或大便秘结或腹泻等，为什么？要不要治疗？因太阳不开，内在的正气向外抵御邪气，里气不足，气机升降功能失常，主要表现在中焦脾胃，影响到脾升胃降的功能，则出现食欲不佳等胃肠道不适之症。有的人以为这是胃肠道感冒，其实不是的。一旦辛温助太阳开了，外邪被祛散了，正气必然往里走，里气协调了，脾胃之枢机正常了，胃肠道症状自然消失。

临床我经常取攒竹穴，为什么？攒竹穴属足太阳膀胱经，针尖往下聚阳，往上则发散阳气，与迎随补泻之"迎者为泻，随者为补"不相符，这叫知常达变。足太阳经起于目内眦，循行方向是往上走至头部，所以针尖往下刺是将经气截住，聚于眼睛，对于年老视物模糊者，当属无精则不明，故针尖向下针刺；但对于年轻人眼睛模糊、易流泪、眼屎多者，乃热邪聚集所致，针刺时针尖往上以疏散阳气。那么为什么疏散邪气选择太阳经而不是其他经脉呢？因为太阳为开，太阳开，外邪才能出来。

少阳为"枢"。枢者枢纽也，就像门轴起到一个连接、开阖的作用，使开阖自如。也就是枢机正常了，太阳之开和阳明之阖才能正常，否则就会出现太阳、阳明开阖不利证，如寒热往来、默默不欲食、恶心呕吐等症状，我们称之为半表半里之少阳病，张仲景的小柴胡汤正契合。

阳明为"阖"，阖是什么意思，即阳气入内。正是有了阳明之阖，太阴之开的协同配合，阳气方可入内，以温养内脏。如果阳明不阖，阳气不入内、入里就会出现：一是白虎汤证，可见大热、大渴、大汗、脉洪大。二是承气汤证，以大便秘结为主。所以白虎汤、承气汤都是为阳明之阖而设。

另外，大家可能发现，阳明阖、太阴开正是在交界点上，《黄帝内经》有句话叫作"胃不和则卧不安"，阳明与太阴实际就是脾与胃的关系。阳明不阖，阳气不入；太阴不开，阳气亦不入，导致阳不入阴则失眠，所以临床从泻阳明不仅助阳明阖，又可助太阴开，这也是治疗失眠的好方法。

太阴为"开"，阳气入内则温养内脏。否则就会出现五脏六腑失去阳气的温养，导致阳虚内寒证，这就是以寒为主的太阴病，用什么方？理中汤或四逆汤。

厥阴为"阖"，阳气才能外出而不入。如果厥阴阖机失利，影响太阳之开机，则阳气出不了，厥阴和太阳是相连的，所以导致阴阳失调，就会出现寒热错杂证，也就是乌梅丸证。

那少阴呢？少阴为"枢"，枢机失利既会影响到太阴，也会影响到厥阴，故临床即可出现寒证，又可出现热证。这就是张仲景《伤寒论》里的少阴寒证和少阴热证。少阴寒证也是四逆汤证，以畏寒、四肢厥冷、蜷缩为主症。少阴的热证也是黄连阿胶汤证或连梅汤证，以不寐、发热、心烦为主症。

总之，开阖枢的含义很重要，只有把握了这些概念，才能理解他们与临床的关系，也才能将开阖枢运用于临床。

老师点评

古人以"开阖枢"形象地比喻成一道门，专供气机出入的通道，这就是古人直观和朴素的思维，正如《素问·六微旨大论》曰："出入废则神机化灭，升降息则气立孤危。故非出入，则无以生长壮老已；非升降，则无以生长化收藏。是以升降出入，无器不有。"可见气机的升降出入关乎人的生命。

2. 善用阴阳离合论指导临床诊治

卢慧蓉　2017 年 8 月 8 日　星期二　晴

虽然听了老师讲解的开阖枢理论，但总觉得理解不透，临床跟诊时，就会用心观察，发现老师在治疗外感疾病时，常取昆仑穴；治疗颈椎病时，常取养老穴；治疗脾胃系疾病时，常取阴陵泉穴等，往往取效较捷。这是什么机理呢？老师看我们一脸懵懂，解释说："昆仑穴、养老穴开太阳；阴陵泉穴开太阴。这就是阴阳离合理论呀，也是开阖枢理论。"《素问·阴阳离合论》云："是故三阳离合也，太阳为开，阳明为阖，少阳为枢……是故三阴之离合也，太阴为开，厥阴为阖，少阴为枢。"

记得老师常说"知其然而知其所以然"，教导我们要多查资料、多读经典、反复学习。谨遵老师教诲，经查阅文献，明白了其中奥妙。原来开阖枢的理论实质论述的是阳气的升降出入，其将六经的功用比喻成阳气出入门户的运动，将开阖枢比喻成门扇的开关配合。开，即打开；阖，即闭合；枢，即门轴。《说文解字》注："枢，户枢也，户所以转动开闭之枢机也。"指门扇的开、关主要依赖于枢的转动。可见开、阖、枢三者是一个不可分割的整体。正如张志聪《黄帝内经素问集注》说："舍枢不能开阖，舍开阖不能转枢，是以三经者，不得相失也。"

《黄帝内经素问吴注》中言："太阳在表，敷畅阳气，谓之开；阳明在里，受纳阳气，谓之阖；少阳在表里之间，转输阳气，犹如轴焉，故谓之枢……太阴居中，敷布阴气，谓之开；厥阴谓之尽阴，受纳厥阴之气，谓之阖；少阴为肾……是少阴为枢轴也。"其道理在于太阳主开，因太阳在表在外，是一身的藩篱，主皮毛腠理，司毛孔开阖。阳明主阖，因阳明主容纳、闭藏水谷精微，是三阳之里，主阳气内蓄。少阳主枢，主沟通半表半里，能调节内外阳气的盛衰。而太阴主开，因手太阴肺朝百脉，主一身之气；足太阴脾主运化传输水谷精微，同时食物经太阴转化为人体气血。厥阴主阖，因手厥阴心包为心之城墙，具有代心受邪、防御邪气直接侵犯的功能；足厥阴肝经主藏血，主魂之内藏，故为阖。少阴主枢，因少阴属心肾，统水火二气，心火下达于肾，肾水上交于心，水升火降，维持体内阴阳之平衡，为枢。

那么开阖枢理论怎么指导临床呢？

老师说："开阖枢理论广泛运用于临床，对临床具有很高的指导价值，如小柴胡汤通过调少阳枢机和解表里，黄连阿胶汤调少阴枢机而治心肾不交的失眠等。因太阳开则阳气出，出则游走于外，温煦周身四肢百骸、形体官窍，所以临床治疗外感病时，取足太阳膀胱经经穴昆仑以开太阳，行泻法取其导邪外出之意；行补法，取加强阳气的升发，使阳气达表抗邪。治疗颈椎病时，取太阳经郄穴养老，使阳气游走于外以养筋骨，正所谓'阳气者，精则养身，柔则养筋'。因太阴经开则阳气入，入则在内温养脏腑，故治脾胃系疾病时，取足太阴脾经穴阴陵泉以开太阴，使阳气入里温养脏腑，运化水湿。"

听了老师的讲解，不得不佩服老师对中医经典的运用！学习经典永远在路上。

老师点评

中医学理论来源于临床，又指导临床，这就是支撑中医学实用性与有效性的基础。阴阳离合论揭示了阳气出入的规律及阴阳之间协调的运动，在临床具有广泛的应用价值。

3. 论针灸刺法与手法

林建荣　2017 年 6 月 8 日　星期四　多云

针灸的刺法和手法有什么区别？在我们现在的教科书上只有手法，如提插与捻转，补泻也是手法。而没有刺法之说，到底什么是手法？什么是刺法？我们就这个疑问向老师请教。

老师说，无论古代还是现代都有刺法和手法之说，只是目前我们把刺法淡化了，到底两者有什么区别呢？那么首先要弄清楚刺法和手法的概念；另外，在我们整个针灸治疗过程中，刺法和手法怎么运用及如何配合是关键，这就是我们要讲的重点！

其实古人对刺法和手法讲得很清楚。刺法是针刺的一种方法，强调针刺本身，就针而言。手法是指通过医者的手达到某种目的的方法，是主观的意愿。所以在古代手法一般指补泻手法，在判断患者虚或实的基础上，通过手法达到目的。

我们常常说理法方穴术，针刺进针之前，我们根据病机，制定法则，然后根据法则，心里有个针灸处方，但是仅仅有处方还是不够的，针刺不是进完针就出针，针刺的过程包括行针、留针、出针，那么行针的目的是什么？是为了得气！古书云："气至而有效，气不至而无效。"如果不得气或者得气不强的情况下，怎么办？这个时候就要行刺法，通过我们的刺法达到得气效果，所以刺法不是代表补泻，它的目的是通经接气，促进经气的通畅，而达到得气的目的。而手法是补泻，疾病通过辨证是虚、是实，还是虚实夹杂，用手法达到补虚泻实的目的。所以在针刺整个过程中，刺法一定是在补泻手法之前用，如果没有用刺法达到得气的目的，手法也不可能达到补虚泻实目的，两者是相辅相成、相互配合的，这就是刺法与手法的区别。

现在我们的临床医生觉得针灸很简单，针刺入穴位，拔完针，就完事了。有没有效果？可能有，因为腧穴本身的近治作用，体现了针刺的简易性和有效性。只要针下去，给穴位一个刺激，它就会有反应，但是反应的快慢，就得讲究细节了。

针灸最早见于《黄帝内经》，其《灵枢》也叫《针经》，是针灸学理论形成的开山之作。《灵枢》里强调刺法，但没有提到手法，是不是手法就不重要？不是的！《灵枢·官针》告诉我们"实则泻之，虚则补之，不盛不虚以经取之"都是补泻的原则。其又云："经脉者，所以决死生，处百病，调虚实，不可不通也。"那么如何通畅呢？必须先通过刺法，通畅后，再行手法。

在《黄帝内经》的基础上，后世医家多有发展，如《难经》补充了《黄帝内经》手法方面的内容，如《难经》就补泻手法方面有两种说法，即营卫说和动作说。什么是营卫说？首先了解营卫来源于中焦脾胃之所生化，营行脉中属阴，卫行脉外属阳，所以营深而卫浅。《难经》曰："从卫取气谓之补，从营置气谓之泻。"什么意思？实际上是指针刺时，先将针停于浅部，即在浅部将卫气聚集于针下，后再刺向深部谓之补法；反之则为泻法，这就是营卫说的补泻常态。针刺补泻同样讲究因人而异，如对于不同性别的男女。还有男"在卫候气"、女"在营候气"之不同，这与男女之阴阳不同有关，这就是知常达变之处。

以后金元时代《针经指南》、明代《针灸大成》等完善了刺法和手法的理论，为丰富针灸学的发展做出了贡献。

老师点评

针灸的刺法与手法是针灸学中不可或缺的重要内容之一，是历代医家临床经验的长期积累与总结，又上升到一定的理论指导着临床，是临床针灸最讲技巧的一部分，关乎临床疗效的成败。但是如果刺法与手法的理论不清楚，在临床就无从下手。

十一、临证拾零

4. 从"术数"谈针刺手法之技巧

林建荣　2016 年 10 月 11 日　星期二　阴

　　今天是距离第一次跟师学习的一年零三天。一年来，老师让我对针灸产生了全新的认识，尤其对配方选穴的思路、针刺手法的运用等印象深刻。

　　刚开始跟随老师门诊时，发现老师除了取穴分左右外，还特别注重针刺后捻转次数的讲究。如老师每次针刺到太溪和足三里时，都会回头对我们说："捻 6 下，捻 10 下。"刚开始迷迷糊糊，一直想为什么呢？老师告诉我们，《黄帝内经》第一篇就提到"上古之人，其知道者，法于阴阳，和于术数"。这就是"术数"，尤其针对临床复杂的疾病，所以跟诊时总是用心地关注老师手上的功夫。

　　记得正好轮到中医骨科实习时，平日针刺治疗患者，照葫芦画瓢，但是按照老师的说法，针刺手法配合捻转次数后，结果发现疗效真的大不同。为什么呢？针刺还有捻转次数的差别！这让我很是惊讶。老师常说，"知其然而知其所以然"，平素教导我们多思考，多查资料，多学习古人智慧。

　　经查"天一生水，地六成之；地二生火，天七成之；天三生木，地八成之；地四生金，天九成之；天五生土，地十成之"始于河图洛书，后成为阴阳五行术数之源。其实河图之象、河图之数、河图之理不仅适用于中医，而且运用于各个领域。

中医有"一曰水，二曰火，三曰木，四曰金，五曰土"，五行对应五脏，正如《素问·金匮真言论》所言："东方青色，入通于肝……其数八；南方赤色，入通于心……其数七；中央黄色，入通于脾……其数五；西方白色，入通于肺……其数九；北方黑色，入通于肾……其数六。"说明术数对应五脏，故针刺治疗行针时，恰当地结合脏腑对应的"术数"对脏腑疾病的治疗是有益的。难怪古人说"不为良相便为良医"，所以要成为一个好的医生，必须上知天文，下知地理，才能中知人事。

怎样运用生数和成数呢？老师说："急者生之，慢者成之。"临床上，老师根据脏腑辨证判断疾病的病位、病性等，配合补泻手法及捻转次数，往往取得满意的疗效。如针刺治疗肾阳虚证，取左太溪穴时，捻转 6 次；胃痛患者，取足三里穴时，捻转 10 次；失眠患者，取间使穴时，捻转 7 次。

小小的捻转次数，看起来毫不起眼，作用却巨大。老师常说，处处留心是学问，学问是不可以走捷径的，细节决定成败，我们要做的就是比别人更用心、更注重细节。

老师点评

何为术数？乃万物生成皆有定数也，出自《河图》，却用之于人。正如《素问·天元纪大论》云："在天为气，在地成形，形气相感，而化生万物。"为进一步阐释人与自然的关系，《素问·宝命全形论》曰："人以天地之气生，四时之法成。"针灸本就是一门讲究的学科。在针刺的过程中，行针得气，达补泻之旨，无不需用心、用心、再用心！

十一、临证拾零

5. 针刺手法之妙用

林智源　2016 年 9 月 29 日　星期四　小雨

　　老师常说，针灸是一门非常讲究的学科，讲究在针刺的每个环节上，都要求针灸医师必须注重。如果临床想取得好的疗效，无论从理法方穴到君臣佐使，还是从补泻深浅到左右先后等，都必须精准到位。

　　在针灸治疗的过程中，老师对针刺细节的要求是很高的，常常引用国医大师、针灸家贺普仁教授的话："针法不在针而在手，手法不在手而在心，心法不在心而在空，空中之机，清静而微，其来不可逢，其往不可追。"

　　这是什么意思呢？告诉我们针灸用心最关键！

　　记得老师每次讲三阴交穴时，总要提及在英国讲学时的一个故事。老师说："我们都知道三阴交是肝、脾、肾三条阴经交汇之处，但是谁知道是立体交还是平面交？这是当时一位英国学生提的问题，这是个非常好的问题！了解这个有没有意义呢？实际在临床上是很有意义的。不论从古代文献还是现代实验针灸学来看，三阴交是立体交，这就告诉我们，针刺时根据辨证不同，针刺的深浅是不一样的。每个穴位都有天、人、地三部，三阴交穴的天、人、地分别属肝、脾、肾，如仅仅以肝病为主时，针刺只要到天部即可；如果肝脾同病时，针刺的深度就要从天部到人部，如果肝脾肾同病时，针刺必须深入到地部，所以针刺穴位是讲究深浅的。"所以老师在针刺老年前列腺肥大患者的三阴交穴时，就采取从天部到人部再到地部，由浅入深的行针方法，以达到温补肾阳的效果。

除此之外，老师还非常重视针灸补泻手法、行针力度及天人相应的捻转次数等，例如针对临床一些复杂性疾病，老师常常采取不同一般的针刺手法，如合谷刺、关刺、苍龟探穴、阴中隐阳、阳中隐阴等。老师说，《黄帝内经》以来老祖宗留下了那么多行之有效的方法，我们还不好好继承吗？例如针刺阳陵泉穴时，老师强调，这个穴位针刺时切记擦骨膜，否则疗效大打则扣。

俗话说"外行看热闹，内行看门道"，在针灸行针时，如果老师不说，一般很难看出来，所以老师要求我们要勤问，学问学问就是要问，有问题说明有思考，不然怎么可能有收获呢！

老师点评

细节决定成败，环节可定乾坤，在针灸治疗过程中尤其如此，所以我们必须精益求精，尤其是针刺手法方面，涉及面广，除行针捻转外，针刺的深浅度、左右先后的配合及留针时间的讲究等，不得不临床仔细摸索，用心研究，不断总结积累。

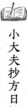

6. 从阴阳之"隐"或"引"论针刺

林建荣　2016 年 12 月 10 日　星期六　晴

　　跟师学习以来，每每观察老师针刺取穴或者手法操作，总会有种耳目一新的感受，老师一方面注重针刺选穴方法，另一方面则强调手法操作。正如《黄帝内经》云："刺之要，气至而有效，效之信若风吹云。"针刺治疗的效果不单单在乎于得气，选穴方法、针刺手法及手法操作等方面，也是影响针刺效果的原因，正如老师常常强调的针灸讲究"理、法、方、穴、术"。细观老师临床取穴，总在探穴定位的基础上，以围棋之围法为原则，注重平衡取穴，上下左右阴阳交叉，效果明显。

　　下面是我与老师的一段对话，记得当时是老师在为一位下肢水肿的患者针刺。

　　"浅部九阳数，深部六阴数。老师，这是烧山火吗？可是不像啊！""不是，这是阳中隐阴。""阳中隐阴？老师，记得您上次说过从阳引阴，是一样的吗？""不是，此'隐'非彼'引'也。"

　　"引？隐？"我陷入了沉思中。

　　什么是"从阳引阴，从阴引阳"呢？早在《素问》中就有记载："故善用针者，从阴引阳，从阳引阴，以左治右，以右治左，以我知彼，以表知里，以观过与不及之理，见微得过，用之不殆。"这就是告诉我们，临床一是脏病取俞，腑病取募。如老师治慢性肺系疾病常取背部俞穴；二是阴经的病证可取其相表里的阳经穴位，阳经病证可取其相表里之阴经穴位；三是根据病位上下左右，上病下取，下病上取，左病右取，右病左取。如老师治口腔溃疡常取足部的涌泉穴，正体现了上病下治。

而"阳中隐阴，阴中隐阳"呢？最早出自《金针赋》，其云"凡用针之时，先运入五分，乃行九阳之数，如觉微热，便运一寸之内，却行六阴之数，以得气，此乃阳中隐阴，可治先寒后热之症，先补后泻也；凡用针之时，先运一寸，乃行六阴之数，如觉病微凉，即退至五分之中，却行九阳之数，以得气，此乃阴中隐阳，可治先热后寒之症，先泻后补也。"意思是将腧穴的深度分为上5分和下1分，分别行补泻法，这是针对寒热错杂证的一种针刺手法。

很显然，一个是讲选穴方法，一个是讲操作手法。"然不管是'从阳引阴，从阴引阳'或是'阳中隐阴，阴中隐阳'。"老师说，"阴阳学说理论始终贯穿于中医的各个领域，针灸当然不例外。正如《灵枢·根结》所说：'用针之要，在于知调阴与阳，调阴与阳，精气乃光。'因此针灸治疗疾病的最终目的就是调整阴阳平衡。"

深深折服老师对经典含义的理解及善用经典于临床的思路。

中国文字的魅力实在无穷，音同字异，自然含义不同，难怪中国当代的红学泰斗、古典文学研究家周汝昌教授说："中国传统文化的精髓在于咬文嚼字。"学中医没有捷径，不仅需要传统文化的功底，还必须脚踏实地领悟中医经典。如阴阳学说贯穿于中医的各个学科，涵盖面广，深究其内涵，运用于临床，才是指导中医的重要方法。

7. 针刺先后顺序之思考

林智源　2017 年 2 月 24 日　星期五　阵雨

老师常对我们说，针灸易学而难精，易学是因为腧穴就那些，即使就近取穴也会有一定的治疗作用；难精是因为针灸处处讲究细节，不仅理、法、方、穴环环相扣，而且针灸还有一个"术"的问题。"术"包括进针、行针、手法、出针等全过程。我们作为针灸专业的研究生，必须每个环节都力争到位，追求精益求精的境界，才能保证有好的疗效！

跟师学习以来，细观老师针刺过程中，常常会说哪个穴位为君，哪个穴位为臣。因此，我想针灸处方的君臣佐使和中药处方的一样吗？

记得那是一个周二的早上，有一位四十多岁的女性患者，以面部、头发油腻，易脱发，腰背酸胀为主症来就诊。查其舌淡红、边齿痕、苔厚腻，脉弦滑。老师对患者说："湿气挺重的，可以接受针灸吗？"患者说："可以，我就是想来针灸的。"

只见老师依序为她针刺了阴陵泉、三阴交、支沟、少商、太溪、束骨。奇怪？老师为什么不一起针完脚上穴位，再针手上的呢？这样不是更轻松吗？于是我问："老师，化湿方针刺的顺序有讲究吗？"

老师笑着说，不错！观察仔细，顺序当然有讲究啦！一再强调针灸就是个讲究细节的学科。如我们在临床治疗哮喘患者时，从"痰瘀伏肺"乃哮喘之宿根考虑，我们常选间使和支沟这样一组对穴，但总是先针间使后针支沟，为什么？中医有"血不利则为水"之说，故先针手厥阴心包经之间使，又是鬼穴之一，通过化瘀利水以切断水之源头，然后再针支沟以疏通水道，给予水湿以去路。就这个患者来说，从针刺顺序体现了针灸处方君臣佐使的关系。

既然是湿证，首先我们弄清楚"湿"从哪里来呢？明代医学家李中梓说："脾主运行，肺主气化，肾主五液。凡五气所化之液，悉属于肾，五液所行之气，悉属于肺，转输二脏，以制水生金，悉属于脾。"可见"湿"的产生与肺、脾、肾三脏关系密切，所以临床祛湿化湿的思路是宣上、畅中、渗下。但是三脏之中，脾运化功能之强弱与湿关系尤为重要，正如《素问·至真要大论》云："诸湿肿满，皆属于脾。"就是告诉我们凡与湿、肿、胀满有关的疾患都与脾相关。所以我们第一步取足太阴脾经之阴陵泉穴、三阴交穴为君就是健脾强脾以畅中化湿。

第二，脾强健了，那么水湿往哪里走？《素问·灵兰秘典论》说："三焦者，决渎之官，水道出焉。"什么意思？告诉我们三焦乃水道，是水液升降出入的通道。三焦通则上焦可宣、中焦可运、下焦可渗，有利于水湿从不同的渠道外泄，所以第二步取手少阳三焦经之支沟穴为臣。

第三，少商、太溪、束骨乃佐使之职，以助君臣之宣上渗下之能，有利于水湿之化。"肺为水之上源"，属木之少商应肺，或可取络穴列缺；"肾乃水脏"，原穴太溪应肾。那为什么要针束骨呢？我们讲过开阖枢理论，太阳主开，束骨为足太阳膀胱经的输穴、属木，主疏泄，借助阳气的开泄，更利于水湿的排泄。

因此，从我们针刺顺序的层层递进，可以看出化湿方的作用机理，同时，腧穴的"出场顺序"一般来说也决定了其在处方中君臣佐使的地位，而这正是区别于中药处方的君臣佐使的不同之处！

听了老师的讲解，不得不佩服老师临床思路的缜密及条理性，对今后针灸临床细节的把握有了一定的认识。

老师点评

　　腧穴、经络与脏腑之间的关联，看似无形，却亲密无间，形成了一张巨大的网。针灸就是一种调动经脉、调理脏腑由外而内，可谓"牵一发而动全身"的力量。针刺腧穴的先后体现了临床医师的辨证思路及针灸处方的君臣佐使，对临床疗效具有重要作用。

8. 温阳铁三角——阳三针

李思论　2016 年 12 月 22 日　星期四　晴

临床凡是阳虚或风寒湿邪所致之病证，如感冒、慢性肺系疾病（包括鼻炎、支气管炎、哮喘等）、风湿性关节炎、颈椎腰腿痛等，老师针灸时必配阳三针治疗，每获良效。

那么什么是阳三针呢？即由大椎、左右风池三个穴位组成。三穴形成了一个神奇的等腰三角形，结构稳固地支撑着头颅。老师称之为最佳温阳铁三角，用于温阳益气、祛风散邪。

大椎穴属督脉，为诸阳之会，《针灸甲乙经》曰："三阳，督脉之会。"故具有温阳固表、补益虚损的作用。老师特别强调，大椎穴的进针深度极为重要，为 0.8～1.2 寸，浅则不到位，疗效不佳，深则伤及骨髓，甚至危及生命。

风池穴属足少阳胆经。所谓"风池"，如《针灸指要一本通》言："池指浅，风邪窝积之处，因其为头部主要受风之处，凹型似池，故名。"可见风池穴既是风邪易侵袭之处，正应验了"风邪上受"的特点，又是祛除风邪之要处。《针灸甲乙经》曰："足少阳、阳维之会。"而阳维主一身之表，少阳为小阳、初升之阳，故风池穴具有益阳行气、疏风透邪的作用。其针刺方向与深度需严格掌控，如向鼻尖方向 0.8～1.2 寸，侧重于风寒表实证或鼻腔疾病，有祛风散寒、宣肺解表、宣通鼻窍之效。如平刺透风府穴 1.5～2 寸，侧重于头项强痛、颈椎病、耳鸣等，有祛风止眩、开窍醒神之功，正如元代《玉龙歌》曰："偏正头风有两般，有无痰饮细推观，若然痰饮风池刺。"明代针灸家杨继洲注解："风池刺一寸半，透风府穴，此必横刺也。"

临床观察，老师运用阳三针为主穴针刺治疗各类疾患。

第一，治阳虚所致的内脏病。《黄帝内经》曰："阳气者，若天与日，失其所则折寿而不彰，故天运当以日光明。"即人体中的阳气就好像是天体中的太阳一样，阳虚则可引发脏腑疾病。如肺阳虚则卫阳不固，人体防御能力下降，容易诱发感冒、咳嗽、鼻炎、哮喘、慢性阻塞性肺疾病等，常配风门、肺俞；脾阳虚则运化功能失调，易患胃肠道类疾病，常配阴陵泉、足三里；心阳虚则血不养心，推动力不足，血液循环不畅，易心悸、心痛、胸闷等疾患，常配内关、心俞；肾阳虚则气化功能失常，导致泌尿系统、生殖系统等疾病，常配合太溪、肾俞。

第二，治颈肩腰腿疾患。正如《黄帝内经》曰："阳气者，精则养神，柔则养筋。"通过阳气的濡养，使我们的筋脉保持柔韧灵活。阳虚则风、寒、湿邪易于入侵，筋脉失于温煦，得不到濡养，从而导致颈肩腰腿疼痛或僵硬不适等。

第三，治未病以调整体质。如体质属阳虚甚者，老师喜在阳三针基础上，加督脉之风府穴，督脉乃阳脉之海，故又称阳四针。曾有一女患者常年畏寒，即使夏天都要戴帽子，坚持针刺阳四针后，她说朋友像发现新大陆一样，发现她冬天可以不戴帽子了。中医认为"春夏养阳，秋冬养阴"，因此老师在春夏之季针或灸阳三针或阳四针达到温阳护卫，提高人体的免疫力。

老师点评

　　古人有"神仙也怕脑后风"之说，正如金元四大家之一李东垣曰"颠顶之上唯风可到，伤于风者上先受之。"中医认为，背为阳，故寒从背生；风为百病之长，为阳邪，易袭阳位，故祛风之穴均在上部，因此祛风散寒则可护卫阳气。

---

9. 列缺穴宣上通下之妙

唐桂东　　2017 年 1 月 1 日　　星期日　　晴

　　全身 361 个腧穴，分布在十二经脉和任督两脉上，尽管每条经脉上的腧穴都有共性，但是每个穴位都有个性，正如古语"一母生九子，九子各不同"。所以老师强调，只有把握每个穴位的个性，才能挖掘穴位特性，才能在临床中获得奇效。

　　跟师门诊时，观察老师运用列缺穴之思路让我倍感奇妙。

　　列缺穴在哪儿呢？按教科书说，列缺穴在前臂桡侧缘，桡骨茎突上方，腕横纹上 1.5 寸，当肱桡肌与拇长展肌腱之间。简单地说，两手虎口自然伸直交叉，一手食指按在另一手桡骨茎突上，指尖下凹陷中即是列缺穴（见图 13）。

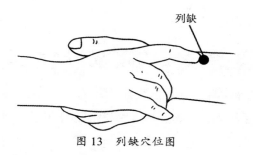

图 13　列缺穴位图

　　列缺穴属手太阴肺经，理所当然善治肺之相关疾病，这正是"我的地盘我做主"的近治作用。老师每遇咳嗽之症均针刺列缺穴屡试不爽，体现了列缺穴宣肺止咳之效。记得有一位食管癌术后的老太太，只要一咳嗽必来找老师针刺，每次一针列缺穴，咳嗽必愈。当然，老师针刺的关键是注重腧穴的位置和针刺的方向。每次针列缺穴时，老师都要提醒我们："穴名为何叫列缺？注意用手摸到缺口的地方，根据辨证决定顺经刺还是逆经刺很关键。"

　　列缺穴又是肺之络穴，所谓"络"者乃联络之意，联络什么呢？就是联络其相表里的手阳明大肠经，所以列缺穴虽在肺经属阴，却能治疗诸阳之会的头部疾病，正如众所周知的四总穴歌之"头项寻列缺"。

　　然而老师灵活运用列缺穴治疗多种疾病，如根据"肺为水之上源"治水肿病等而获佳效，记得老师曾以《灵枢·热病》的"去爪方"加列缺穴，治愈一位以"尿频、尿急、尿痛"为主诉的泌尿道疾病患者。

　　我们知道，"去爪方"由大敦穴、照海穴组成，大敦穴乃肝经井穴，根据其"肝经绕阴器"的循行走向，凡男女生殖器疾病，皆可从肝论治，肝经井穴属木，具有疏泄开窍通经之功；照海穴属肾经穴位，又为八脉交会穴，通阴跷，具有滋阴补肾、通调二便之效。那么老师用列缺穴何意呢？

老师说："列缺穴在此有两个含义，一是其乃八脉交会穴，通任脉，任脉起于胞中，下出于会阴，经阴部。与肾经之照海穴上下相配，故能金水相生，滋养肾阴；二是清代医学家陈修园《医学三字经》曰：'上窍通，下窍泄，外窍开，水源凿。'正如一个装满水的水壶，上面的盖子很紧，倒不出水，如果您将上盖一揭开，水自然倒出来了，体现了下病治上之意，这就是中医'提壶揭盖'法，与刘河间创倒装散治癃闭有异曲同工之妙。"

最后，老师笑了笑，又说："不知道你们是否还记得李白的《梦游天姥吟留别》这首诗？即'列缺霹雳，丘峦崩摧，洞天石扉，訇然中开。青冥浩荡不见底，日月照耀金银台。'这不正描述了列缺穴通上彻下之能嘛。"

实在是感叹老师处穴之精、用穴之妙！

老师点评

"所言节者，神气之所游行出入也，非皮肉筋骨也。"这是《黄帝内经》时代医家对腧穴的认识，可见腧穴是有生命力的。腧穴的存在性决定了它们的独特性，只有充分挖掘腧穴各自的独特内涵，才能将腧穴的功效发挥到极致。

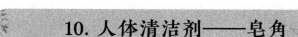

10. 人体清洁剂——皂角

李思论　2016 年 12 月 25 日　星期四　晴

　　皂角，因外形貌似扁长的豆荚又称皂荚，是植物皂荚的果实。《外丹本草》谓之悬刀，意即"皂角"像一把长刀一样倒挂在树丫之上。据《本草纲目》记载："皂荚属金，入手太阴经、手阳明经。金胜木，燥胜风，故兼入足厥阴，治风木之病。其味辛而燥，气浮而散。吹之导之，则通上下诸窍；服之则治风湿痰喘肿满，杀虫；涂之则散肿消毒，搜风治疮。"可见皂角用途广泛，既可内服又有外用。

　　古代，皂角常被人们用来洗衣，它也能清洁人体内的污垢秽浊吗？正如《本草经疏》云："皂荚，利九窍，疏导肠胃壅滞，洗垢腻。"老师说，《温病条辨》中有个宣清导浊汤，处方名字告诉我们，该方可导体内之浊以宣清，方中就有皂角。临床发现，其目的在于通过泄大便之浊以醒脑开窍。

　　那么体内有哪些浊邪呢？根据中医的病因学说，痰、涕均属湿浊，既是人体的病理产物，又是导致疾病的病因。所谓浊邪害清，"清"即清窍、清虚之地，上指五官之窍，下指华盖之肺脏，肺开窍于鼻，肺为贮痰之器，故肺系疾病多痰，鼻系疾病多涕。

　　皂角性温可散寒、通瘀；味辛咸，辛可宣窍、咸可软坚，所以老师常常在辨证处方中加皂角。如皂角配法半夏、干姜，称之为涤痰汤，以祛胶着之顽痰，对慢性支气管炎、哮喘、慢性阻塞性肺疾病等痰多、但咳痰不爽者，涤痰祛痰；如皂角配鹅不食草、细辛，称之通关散，以辛温之性以通关开窍，对感冒、过敏性鼻炎等鼻窍不通或鼻塞者，甚至痰浊阻窍所致的气闭昏厥者，均取得了满意的疗效。

临床跟师发现，运用皂角组方之后，患者往往反映咯痰、排鼻涕量会增多，这时老师都会耐心地告诉患者，不用紧张，这正是痰、涕被稀释后的表现，也是祛邪的一种方式。

老师说，皂角其味辛烈开冲，具有通窍的作用；其性温化凝而散，正契合医圣张仲景"病痰饮者，当以温药和之"的思想，而且张仲景在《金匮要略》治"肺痿肺痈咳嗽上气"时正是这样用的，如"咳逆上气，时时吐唾浊，但坐不得眠，皂荚丸主之"。因此，皂角具有涤荡人体内秽浊淤污之效，其清洁之力可见不一般。

老师点评

中药如人体的腧穴一样都具有各自的独特性，充分挖掘每一味中药的内涵，才能在临床辨证处方用药中配伍得当，发挥各自最大功效。皂角是临床常用中药，除荡涤污浊之外，《本草纲目》载："皂角，味辛而性燥，气浮而散，吹之导之，则通上下诸窍。"可见其走窜之力强。

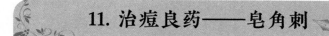

11. 治痘良药——皂角刺

李思论　2016 年 12 月 26 日　星期四　晴

上篇文章我们讨论了人体的清洁剂——皂角，还有一个名字、功能相近的中药——皂角刺，那么这两个中药有什么区别呢？

皂角刺与皂角虽然属于同一种植物，但用法和针对性却有差异，正如老师所言："用药与选穴一样，一定要注意细节，精准精确很重要，如果谬之毫厘，疗效往往差之千里。"

皂角刺又名天丁，为植物皂荚的棘刺，其名生动描述了其形象，如同钉子一样，尖端十分锐利，根据取类比象之法，皂角刺的功效就如同它的尖刺一样，能够锐利直达病所；能够引领药性至上焦；能够刺破顽痰、痈疽之坚而不化。正如《中华本草》有"时珍曰：皂荚刺治风杀虫，功与荚同，但其锐利直达病所为异耳。杨士瀛曰：皂荚刺能引诸药性上行，治上焦病。震亨曰：能引至痈疽溃处，其验。"

在临床中，老师在治疗顽固性面部痤疮时，常在辨证的基础上，加皂角刺一味，往往取得了满意的疗效。如一年轻女性患者，苦于面部痤疮反复发作困扰数月，曾中、西医治疗未见明显疗效，现经人介绍前来就诊。刻下：面部痤疮色暗红、颗粒密集、未溃，纳寐可，大便偏干，口干喜饮，平素喜食辛辣之品，舌红苔薄白罩黄，脉细。老师综合脉症，在泻白散合升降散的基础上，加皂角刺 6g。服药 1 个月后，面部痤疮明显改善，皮肤较平滑，面部色红，患者甚为欣喜，坚定了对中医治疗的信心。

查阅患者的病历记录，以往的处方用药尽管不甚相同，但其处方中从未见到皂角刺一味，所以甚为疑惑，难道皂角刺真有特殊功效吗？那么它与皂角有区别吗？老师说："皂角刺与皂角一字之差，功效各有所长，我们临床常用皂角，也比较熟悉皂角的性能。而此处加皂角刺，因其性温气浮而散，味辛入络走面部之浮络；归肝、胃二经，胃经行面部之前，肝经行面部之两颊；同时取之尖锐之性，剔除痤疮之根基，引药直达病所。另外，用量不宜大，因病在上，药取其轻而能上达。"

由此，我们可以看出，中医用药之精微，纤毫差异，不可不察；用药之微妙，各有方略，不可不知。

老师点评

古人云：用药如用兵，临床在辨证论治的基础上，利用并发挥某些中药的特殊作用和功效，对提高临床疗效大有益处，这也是我的老师、国医大师朱良春教授的经验之谈。作为临床常用中药之皂角刺，《医学入门》云："皂刺，凡痈疽未破者，能开窍；已破者能引药达疮所。"正是其味辛性温之所使然。

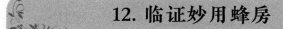

12. 临证妙用蜂房

黄婷婷　　2017 年 3 月 1 日　　星期三　　晴

　　蜜蜂一直是辛勤劳动的形象代表，为文人墨客所称颂。明代作家吴承恩《咏蜂诗》云："穿花度柳飞如箭，粘絮寻香似落星。小小微躯能负重，器器薄翅会乘风。"虽蜂酿造的蜜早已为人们所熟识和应用，却少有人了解蜜蜂所建造的蜂房也是一味有价值的中药材，你对蜂房的认识有多少呢？

　　蜂房为胡蜂科昆虫果马蜂、日本长脚胡蜂，或异腹胡蜂的巢，全国均有，南方较多。其味甘平，归肝、胃、肾经，功效为攻毒杀虫、祛风止痛。早在《神农本草经》就记载其："主惊痫瘈疭，寒热邪气，癫疾，肠痔。"《日华子本草》亦云："治牙齿疼，痢疾，乳痈，蜂叮，恶疮。"《新修本草》亦有"主阴痿……服之疗上气、赤白痢，遗尿失禁"之说。

　　现代研究表明，蜂房具有化学成分复杂、药理作用广泛的特点，可抗炎、抗病毒、抗溃疡、抗癌和抑菌等，说明蜂房是一味有重要药用价值的虫类药。

　　在继承国医大师朱良春教授临床经验的基础上，老师研究经典古义，在辨证思想的指导下，临证运用蜂房，每获良效。

　　老师主要运用在：一是治疗小儿先天性遗尿及成年人肾阳虚所引起的尿频、尿不尽及阳痿病证；二是因肾阳虚引起的白带量多、清稀、无异味；三是呼吸系统的咳嗽甚时伴尿失禁（膀胱咳），或是鼻涕清稀量多。

以下是临床跟师记录的两个病案。

案 1：一位 27 岁的女性，咳嗽反复发作 3 个月，早晚加重，尤以夜间明显，伴咽痒而作，咽部有异物感，可咯出白色泡沫样痰，恶风。曾在某综合性三甲医院（2016 年 12 月 25 日）查胸部 CT 示："左肺下叶少量炎症，请结合临床。"

刻下：咳嗽，咳甚时伴遗尿，纳寐尚可，大便正常。视舌暗红、边齿痕、有白涎、苔腻，触其脉浮滑。老师在"病痰饮者，当以温药和之"的原则指导下，以宣肺煎为主方，加蜂房一味，其寓意便是针对"咳甚引起的尿失禁"一症。1 周后患者获得满意疗效。

案 2：一芳龄 18 的女孩，诉尿频尿急十余年，尿失禁频发，长大后次数减少，但仍偶有发生。症见神疲乏力，少气懒言，注意力不集中，晨起口干口苦，思饮，纳可，浅眠，大便时不成形，2 日 1 行，平时会腹痛，喜按，畏寒感，问其每次行经并不规律，15 岁初潮，30～60 天 1 行，经期 4～6 天，量可，伴痛经，此次月经刚结束 3 天，查其舌红、边齿痕、苔白薄腻，脉沉滑。

老师谓其病因为先天不足所致，后天亦虚，以温补脾肾为法，选参附龙牡救逆汤合理中汤和缩泉丸加减内服，另嘱其用蜂房粉每天 10g，煎鸡蛋晨服，须少盐少油。旨在温补脾肾之阳，以加强固涩之力。1 个月后复诊，患者尿频尿急已愈，精神增进，腹痛亦未作。

由此可见，小小蜂房在临床却发挥了大作用。

老师点评

　　国医大师朱良春教授是运用虫类药的大家，积累了丰富的经验，曾跟随朱老临床时，深受教益。深入挖掘古义内涵，可极大地发挥中药的作用。

13. 谈取类比象在中医临床中的运用

林庆梅　2018年3月25日　星期日　晴

　　记得临床每遇乳腺增生的患者时，老师喜在辨证基础上，加橘核、荔枝核，起初不明何故，老师说："以核治核，中医取类比象也，大家可以去查一下。"经查《本草撮要》论"橘核"时云："味苦，入足厥阴经，功专行肝气、消肿散毒、腰肾疼痛，得荔核治疝，酒炒良，叶散乳痈。"故荔枝核、橘核相配，具有行气、散结、止痛之功效，予经前乳房胀痛不适者，每获佳效。

　　老师告诉我们，取类比象思维广泛地运用于中医学，王冰注《黄帝内经·素问》中解释道："象，谓气象也。言五脏虽隐而不见，然其气象性用，犹可以物类推之。何者？肝象木而曲直，心象火而炎上，脾象土而安静，肺象金而刚决，肾象水而润下。"如肝木不疏而抑郁，心火上炎则上部症状明显，多见口苦、面赤等。

另外，中药也是如此，这就是大自然的造化，清代医家徐灵胎在《神农本草经百种录》曰："凡药之用，或取其气，或取其味，或取其形，或取其质，或取其性情，或取其所生之时，或取其所成之地，各以其所偏胜而即资之疗效，故能补偏救弊，调和脏腑，深求其理，可自得之。"挖掘中药的特性是运用中药很重要的一个方面，这就是中医思维。

清代医家张志聪在《侣山堂类辩·药性形名论》有"如五气分走五脏，五味逆治五行，皮以治皮，节以治骨，核以治丸，子能明目，藤蔓者治筋脉，肉者补血肉，各从其类也。"这些都是古代医家留下的宝贵财富，临床确实屡用屡效，这就是站在巨人的肩膀上，所以好好继承很重要。

老师点评

"取类比象"是古人在长期的生活实践中摸索和总结的，即"观其所聚，而天地万物之情可见矣。"在对"类"有了认识之后，故比拟象征"因而伸之，触类而长之"，为生活的方方面面提供了一种思维方式。

14. 从卦象演绎滋肾通关丸

唐桂东　2016 年 10 月 23 日　星期日　阵雨

今天周末，几个同门师兄弟一起聚餐，闲聊时，大家发现，今天刚好是霜降节气，俗话说，秋冬霜降至，进补正当时。太巧了，我们不正好是在进补嘛！也许这就是学中医的优势，天人合一观念在生活中无处不在。

2015 年 9 月 10 日，老师在鹭江讲坛《经络养生保健》的报告中讲过，人体十二经脉大周天的循行为中医"天人合一"提供了最恰当的依据。天在上为阳，地在下为阴，大自然中只有天地交融，才会生生不息，而人体作为小宇宙呢？正是与大宇宙一样阳气向下、阴气向上，形成坤上乾下的六十四卦中的泰卦，这是多么协调同步呀！难怪我们老祖宗有"国泰民安""否极泰来"之说。

自小深受传统文化的熏陶，我们经常听到"易有两极，是生两仪，两仪生四象，四象生八卦"这句古语，那这跟临床有何关系呢？老师说："唐代大医孙思邈说过，'不知易，不足以言太医'，其实老祖宗早就将卦象理论运用到中医的各个方面了。比如半夏泻心汤治失眠的原理，就是与人体昼夜不同的卦象有关，还有我们临床常用的滋肾通关丸（或称滋肾丸）就是一个坎卦，这个方出自金元四大医家之一李东垣《兰室秘藏·小便淋闭门》，后又见于清代郑钦安《医学三书》中。由黄柏、知母、肉桂 3 味药组成，其中黄柏、知母苦寒属阴，苦能坚肾，寒能养阴，一个降相火，一个滋肾阴；至妙之处在于肉桂，其味辛甘性温属阳，与黄柏、知母正好合成坎卦，取其天一生水、阳为阴根之意，此之谓水中有阳，则水自归其处，故称滋肾。"原来一个处方背后竟隐藏着如此深奥的医理，不得不为中华文化的博大精深而惊叹！

看来我们要学的东西太多了，正如老师说的，人生是一场马拉松，既然已经踏入了医学这条漫漫其修路，就该秉持

"活到老，学到老"的人生态度，坚持而享受地走下去！

老师点评

　　中医处处体现中华传统文化的内涵，八卦是质朴的语言、客观的记录，源于古人通过"仰观天文，俯察地理，中知人事"的方法对大自然的观察。远古时期，人们面对不可预测的大自然威力，八卦学说应运而生，指导人们日常生活的方方面面一直沿用至今。如军师讲究排兵布阵，而中医讲究理法方药，处方讲究君臣佐使。

后　记

　　这是一群充满阳光、生机勃勃而又怀揣中医梦的年轻人，这是中医的未来，也是中医的希望。而我只是一个执着于中医路上的先行者，我很感谢他们的一路随行。

　　记得缘起时刻，我们一起付出爱的耕耘，一起面对变幻莫测的困惑，一起收获苦痛之后的笑容，这是有滋有味的人生历练，我们携手记录着真实的中医故事，感动别人更感动自己。

　　中医学是一座取之不尽用之不竭的宝藏。"初心易得，始终难守"。但我愿领着青涩的他们，在平凡的日子里，坚守中医，追求卓越，共同享受发现宝藏的欣喜、挖掘宝藏的期待及觅得宝藏的兴奋！这就是我们的梦想！

万文蓉

2019 年 8 月 25 日